公共卫生国际前沿丛书
翻译委员会

总主译 包 巍 中国科学技术大学

主 译（按姓氏笔画排序）

马礼坤 中国科学技术大学

叶冬青 安徽理工大学

包 巍 中国科学技术大学

吕 筠 北京大学

江 帆 上海交通大学

李立明 北京大学

何 纳 复旦大学

周荣斌 中国科学技术大学

屈卫东 复旦大学

胡志斌 南京医科大学

翁建平 中国科学技术大学

陶芳标 安徽医科大学

曹务春 中国人民解放军军事科学院

曹 佳 中国人民解放军陆军军医大学

舒跃龙 中国医学科学院北京协和医学院病原生物学研究所

鲁向锋 中国医学科学院阜外医院

詹思延 北京大学

臧建业 中国科学技术大学

"十四五"国家重点出版物出版规划项目

公共卫生国际前沿丛书

Springer

丛书主译◎包 巍

POPULATION BIOBANK STUDIES
A PRACTICAL GUIDE

以生物样本库为基础的
人群队列研究

〔英〕Zhengming Chen ◎主编

李立明 吕 筠◎主译

中国科学技术大学出版社

安徽省版权局著作权合同登记号：第 12242152 号

图书在版编目(CIP)数据

以生物样本库为基础的人群队列研究 / (英)陈铮鸣(Zhengming Chen)主编；李立明，吕筠主译. -- 合肥：中国科学技术大学出版社，2024. 10. -- (公共卫生国际前沿丛书). -- ISBN 978-7-312-06024-3

Ⅰ. R181.2

中国国家版本馆 CIP 数据核字第 2024K6Y553 号

以生物样本库为基础的人群队列研究

YI SHENGWU YANGBEN KU WEI JICHU DE RENQUN DUILIE JANJIU

出版　中国科学技术大学出版社

安徽省合肥市金寨路96号，230026

http://press.ustc.edu.cn

https://zgkxjsdxcbs.tmall.com

印刷　合肥华苑印刷包装有限公司

发行　中国科学技术大学出版社

开本　787 mm×1092 mm　1/16

印张　12.25

字数　306千

版次　2024年10月第1版

印次　2024年10月第1次印刷

定价　78.00元

原著作者名单

Zhengming Chen

Nuffield Department of Population Health

University of Oxford

Oxford, Oxfordshire, UK

译校人员名单

主　译　李立明　吕　筠

副主译　孙点剑一　庞元捷　韩雨廷

译　者（按姓氏笔画排序）

丁银圻　北京大学

马　钰　北京大学

毋之钰　北京大学

史洪静　北京大学

包　巍　中国科学技术大学

司佳卉　北京大学

吕　筠　北京大学

刘　琪　北京大学

孙　栋　北京大学

孙点剑一　北京大学

孙秋芬　北京大学

杜怀东　牛津大学

巫　婷　北京大学

杨小明　牛津大学

杨　玲　牛津大学

李立明　北京大学

李鹏宇　北京大学

李　潇　北京大学

李澳琳　北京大学

余灿清　北京大学

宋明钰　北京大学

宋树摇　北京大学

张艺倩　北京大学

陈怡平　牛津大学

陈智伊　北京大学

陈　璐　北京大学

邵子伦　北京大学

庞元捷　北京大学

赵禹碹　北京大学

胡景岑　北京大学

柯雅蕾　北京大学

姜美丽　北京大学

韩雨廷　北京大学

喻　唯　北京大学

程　思　北京大学

裴　培　北京大学

本书评介

　　陈教授及其同事的这本书聚焦评价研究对象基线评估的危险因素（包括储存的生物样本）与随访期间发生健康结局之间关联的前瞻性研究。

　　通常来说，此类研究的规划重点是明确科学目的和确定能够实现目的的方法。相较既往出版物，本书的作者们不仅考虑了实现特定研究目标所需的研究设计的关键，还根据他们丰富的实践经验考虑了如何高效地开展研究。

　　目前全球已有几项大型前瞻性研究，但仍有必要从世界各地精心挑选研究人群开展更多研究。本书为计划开展新的前瞻性研究或提升现有研究质量的研究人员提供了清晰、实用的建议，对他们实现研究目标具有重要价值。

——Rory Collins，爵士，院士，牛津大学，英国

　　许多教科书中都详尽地阐述了流行病学的研究设计和实施、数据处理和分析与解释。陈教授在书中清晰阐述了基因组学和精准医学结合的相关领域，这些内容的重要性日益增加，但在其他教科书中很少被强调。

　　陈教授及其同事在前瞻性人群队列研究方面的丰富经验促成了这一开创性贡献。他们清晰而全面地论述了以生物样本库为基础的人群队列研究的规划、建

立和管理面临的挑战以及创新解决方案的相关案例。

"真实世界"大数据的收集或产生通常没有本书中所述的科学严谨。这本重要且及时的著作阐述了"真实世界"大数据研究所面临的陷阱,可供未来不同场景下的研究参考。对于求知若渴的年轻学生以及希望开展研究的初级和高级教师来说,本书是介绍现代人群队列研究方法较翔实的教科书之一。陈教授及其同事们值得称赞。

——Charles H. Hennekens,教授,佛罗里达大西洋大学,美国

前瞻性队列研究是流行病学的基石,在识别重大慢性疾病的遗传和非遗传决定因素方面发挥着不可或缺的作用。随着大数据和"组学"技术的发展,世界各地已经建立或正在建立许多大型前瞻性队列研究,这将极大地推动精准医学的发展。

开展大型前瞻性研究,尤其是涉及生物样本的研究,是一项重大任务,需要精心规划和有效管理。陈教授及其同事的这本书为不同场景下设计和成功开展前瞻性研究提供了内容丰富的实用指南。重要的是,该书简明扼要地概述了此类研究面临的许多挑战和一些主要问题的实际解决方案。

本书不仅提供了实用的建议,还介绍了这些方法的科学依据。本书可作为学生和研究人员的重要参考资料,以加深他们对流行病学进展的理解。

——李立明,教授,北京大学,中国

大多数发展中国家的中年人群死亡率远远超过西方非吸烟人群死亡率。全球成年人大部分死亡归因于慢性疾病，如血管疾病、呼吸系统疾病和恶性肿瘤等，其许多可避免的病因有待揭示。这需要利用前瞻性研究对烟草、血压、血脂和肥胖等"已明确"的危害进行更好地量化评估，还需要发现新的（主要是基于血液样本的）遗传和生物因素。

设计和开展大型前瞻性人群队列研究需要独特的方法。陈教授及其同事根据他们在中国的大量成功经验所撰写的这本内容丰富的著作，将为其他地方的类似研究提供参考和帮助。印度成人健康研究（The Indian Study of the Health of Adults）就是一个例子，基于血液样本的前瞻性研究也有望在非洲开展。在这类人群中进行的研究可以调查慢性感染（如肺结核和疟疾），为全世界提供更多关于中年死亡风险的可避免因素的研究证据。

——Prabhat Jha，教授，多伦多大学，加拿大

——Rajesh Dikshit，教授，塔塔纪念中心，孟买，印度

前瞻性队列研究是成人主要慢性病常见病因最重要的观察性证据来源。研究设计、实施和数据管理方面的细节对此类研究的成功至关重要，尤其是对于涉及采集生物样本的大型队列研究。

据我所知，陈教授及其同事的这本书是第一本详细叙述了规划和开展前瞻性研究的核心实用内容的参考书。除了实用建议外，该书还为研究设计和方法的重要方面提供了科学依据，包括开展"定期重复调查"以考虑"回归稀释偏倚"并增加研究改进措施的必要性。

作为陈教授及其牛津大学同事的长期合作者,我相信这本以中国研究为基础的实用指南将为全球正在进行的和未来的前瞻性研究提供指导。

——陈君石,院士,国家食品安全风险评估中心,中国

这本内容翔实、实用性强的著作通过聚焦最前沿的以生物样本库为基础的人群队列研究,将前瞻性流行病学研究带入了21世纪。高速计算、数据标准化和数据链接以及自动化生物样本库等领域互相促进,其共同取得的巨大进展推动了人群队列研究的发展。目前的人群队列能够让研究者基于前所未有的人群规模研究流行病学问题。

开展此类大型研究需要采用一种近乎"工业化"的方法,这种方法乍看起来可能与科学方法相悖,但实际上却有助于实现比传统队列研究更为宏大的目标。标准化和统一的测量方法、广泛纳入社会人口特征和暴露特征不同的研究人群、创新且安全的数据共享方法,使得研究者能够开展快速、易行的分析以产生真正具有实用价值的全新见解。陈教授等人在如此薄薄的一本书中记录了此类研究的动机和方法,这是一项令人印象深刻的成就,非常值得探讨。

——Teri Manolio,教授,国家人类基因组研究所,国立卫生研究院,美国

在整个20世纪,观察性流行病学尤其是队列研究,为我们了解疾病病因做出了重要贡献。21世纪初,随着计算能力的革命、可扩展的基因数据和其他组学数据的可及性增加以及电子健康数据的积累,超大型队列研究或以生物样本库

为基础的人群队列研究应运而生。

目前已在不同人群中建立了一些超大型队列，每个队列都将集中存储的生物样本与健康和生活方式数据相结合。大多数队列的研究对象都已同意参与重复调查，从而使队列能够随着时间的推移不断完善。这一趋势仍在继续，世界各地正在建立新的大型队列。

陈教授的这本书巧妙地从三个方面整合了有关人群队列研究内部运作的宝贵见解。首先，该书汇编了在建立新的超大型队列过程中汲取的经验教训。其次，它提供了优化利用这些庞大资源的最佳实践。最后，它阐明基于不同方法的队列研究的沟通协作方式，这对于今后几十年充分利用这些宝贵资源至关重要。

——J. Michael Gaziano，教授，哈佛大学医学院，美国

大规模的以生物样本库为基础的人群队列研究已成为21世纪生物医学研究的核心。其中，陈教授及其在牛津和中国的同事们建立的中国慢性病前瞻性研究在国际上处于领先地位。直到今天，还未有文件以完整且可读的方式介绍这一大型人群队列研究的原理、方法以及生物样本和数据处理。而本书则将成为流行病学的里程碑，就如同半个世纪以来佛莱明翰研究（The Framingham Study）和七国研究（The Seven Countries Study）的首部专著一直是流行病学的基础内容那样。目前，实际参与数据收集工作的流行病学家越来越少，但他们仍热衷于使用这些数据。这本书将是他们最能接近并理解数据生成过程的资料，这对于构建批判性的且科学有效的数据使用方法至关重要。世界需要基于自然人群的，涉及所有年龄组和不同人群场景的以生物样本库为基础的队列研究网络。通

过这种方式,我们可对个体和人群健康的决定因素进行更可靠的推断。本书有望使数百项人群队列研究蓬勃发展以促进这项使命的达成。

——George Davey Smith,院士,布里斯托尔大学,英国

（翻译：宋树摇、赵禹碹；审校：韩雨廷）

总 序 一

　　随着国家经济实力的增强和国民生活水平的提高,我国正朝着"健康中国"的目标稳步迈进。在这一重要历史进程中,公共卫生扮演着至关重要的角色。作为一项关系人民大众健康的公共事业,公共卫生不仅是保障人民生命安全的重要手段,也是维护社会稳定、促进人民健康和福祉的重要基石,更是建设健康中国、筑牢中华民族伟大复兴的健康根基的重要组成部分。

　　为了促进我国公共卫生事业快速发展,引进学习国际上的新概念、新技术和新方法,中国科学技术大学公共卫生研究院和中国科学技术大学出版社协调组织引进并翻译了一套介绍公共卫生新技术、新方法和国际前沿研究成果的优秀著作,作为"公共卫生国际前沿丛书"出版,该丛书被列入"十四五"国家重点出版物出版规划项目。

　　英文原著经过业内顶尖专家团队精心筛选,均引自Oxford、Springer和Wiley等国际知名出版社,皆是本专业领域内填补空白的开创性著作或具有权威性的百科全书式经典著作。《免疫流行病学》《精准健康》《暴露组学方法与实践》《以生物样本库为基础的人群队列研究》均为各自前沿领域第一本著作;《ASPC预防心脏病学》是美国预防心脏病学会唯一冠名教材;《传染病流行病学》是美国高校研究生主流教材;《牛津全球妇女、儿童与青少年健康教科书》是牛津大学出版社的经典教科书之一,是英国医师协会(BMA)获奖图书;《牛津全球公共卫生教科书》更是享誉全球的大型参考书,包括上、中、下三卷,被誉为公共卫生和流行病学领域的"圣经",一直是公共卫生领域最全面的教科书,是公共卫生和流行病学专业人士和学生的重要资源,目前已出版第7版。本人应牛津大学出版社邀请,担任了《牛津全球公共卫生教科书》(第7版)英文版原著的副主编,此次又应中国科学技术大学出版社邀请,担任中文版主审并为整套丛书作序推荐,期待丛书的出版能为广泛的公共卫生需求和现代卫生保健的优先事项提供全球化和更全面的视角。

"公共卫生国际前沿丛书"主审、主译团队阵容强大,包括来自中国疾病预防控制中心、国家心血管病中心、北京大学、清华大学、北京协和医学院、复旦大学、浙江大学、西安交通大学、中山大学、南京医科大学、天津医科大学、山西医科大学、华中科技大学、中南大学、吉林大学、厦门大学、山东大学、四川大学、哈尔滨医科大学、安徽医科大学、上海交通大学、南开大学、南方医科大学、首都医科大学、深圳大学、郑州大学、重庆医科大学、中国医科大学、苏州大学、中国人民解放军陆军军医大学、中国人民解放军军事科学院、中国人民解放军海军军医大学、中国人民解放军空军军医大学、安徽理工大学、中国科学技术大学等公共卫生领域顶尖的专家学者。本套丛书的出版是对"名家、名社、名译、名著"出版理念的最好注脚和诠释。

中国在全球公共卫生领域发挥着不可或缺的重要作用,此次翻译工作是促进国内和国际公共卫生与疾病防控接轨的重要举措和手段,对促进我国公共卫生事业发展和广泛传播医学创新知识与成果具有重大意义,将助推高水平公共卫生学院发展、高层次公共卫生人才培养和高层次公共卫生教材建设,并为我国高质量的公共卫生事业发展做出积极的贡献。

李立明

2024年8月于北京大学

总序二

　　人民生命健康是社会文明进步的基础。习近平总书记多次强调，坚持以人民为中心，保障人民生命安全和身体健康，建设健康中国，筑牢中华民族伟大复兴的健康根基，必须构建强大的公共卫生体系。引进出版"公共卫生国际前沿丛书"正是贯彻落实习近平总书记关于保障人民生命健康系列重要讲话、指示精神，引进学习国际上的新概念、新技术和新方法，助力我国公共卫生科学基础和体系建设的具体行动。

　　"公共卫生国际前沿丛书"由中国科学技术大学公共卫生研究院和中国科学技术大学出版社协调组织全国公共卫生与预防医学领域的顶尖专家共同翻译出版。公共卫生研究院由中国科学技术大学、中国科学院武汉病毒研究所和武汉市金银潭医院三方共建，于2022年11月16日正式揭牌成立。公共卫生研究院以国家需求为导向，以新医科建设为抓手，秉持"理工医交叉融合、医教研协同创新"的发展理念，是我校生命科学与医学部的重要组成部分，也是"科大新医学"发展的重要支撑和组成部分。我校出版社作为一流研究型大学的出版社，以传播科学知识、服务高校教学科研和人才培养、弘扬优秀传统文化为己任，实施精品战略，寻求重点突破，在科技、教育、科普、医学等领域形成了特色体系，出版了一批双效俱佳的精品力作，数百种图书荣获国家图书奖、中国图书奖、中宣部"五个一工程"奖、中国出版政府奖、中华优秀出版物奖等国家和省部级奖项。

　　这套丛书的出版得到了我校生命科学与医学部以及杨元庆校友的大力支

持！杨元庆校友长期关心母校发展，2020年他向中国科学技术大学教育基金会定向捐款设立了杨元庆公共卫生基金，在推动我校公共卫生研究院和公共卫生与预防医学学科建设、开展公共卫生与健康系列讲座、专著引进与出版等方面发挥了重要作用。

我很欣喜地得知，这套丛书近期入选了"十四五"国家重点出版物出版规划项目。衷心感谢参与这套丛书翻译出版工作的所有专家学者和编辑。希望本套丛书的出版能够助力我国公共卫生事业再上一个新的台阶，为促进我国人民生命健康和人类命运共同体做出重要贡献。

包信和

2024年9月于中国科学技术大学

序

大型研究不仅仅是扩大小型研究的规模。

很少有学者能像陈铮鸣教授一样为一本书或为书中描述的流行病学研究倾注数十年的心血。陈铮鸣教授作为牛津大学流行病学教授,30多年前便开始在中国从事流行病学研究。自那时起他长期在英国开展基于中国人群的研究,并逐步建立了世界上最大的中西方人群健康相关的随机化和观察性研究协作组,每项新研究的规模都远超既往研究。

陈铮鸣教授和他在牛津大学建立的团队与项目的中方负责人及同事们一道,对数万名研究对象进行了严格的随机试验,对常见疾病开展了广泛可行的治疗。正如本书所述,他们还开展了规模越来越大的观察性流行病学研究。他们在15年前完成了世界上首个采集血液样本的超大型人群队伍研究。这项研究储存了50万中国成年人的生物样本,并通过链接全民基本医疗保险系统收集研究对象的死亡事件及几乎所有医院治疗事件。

幸运的是,目前正是一个信息技术、样本存储与检索、健康记录链接、检测技术(包括遗传检测技术和非遗传检测技术)以及统计方法飞速进步的时代。若项目具有正确的组织管理和科学设计,以生物样本库为基础的大规模人群队列研究就能够成功。

同样幸运的是,项目最初得到中国香港嘉道理基金会(the Kadoorie Charitable Foundation)的一次性大额资助、中国疾病监测点系统的重要支持以及牛津大学基础设施的长期支持。这些支持使陈铮鸣教授和他的同事们能够集中精力不断完善21世纪首个超大型人群队列研究的规划、实施和维护工作。

得益于细致的规划和成功的执行，中国慢性病前瞻性研究（Kadoorie Study of Chronic Disease in China, KSCDC, 又称为 China Kadoorie Biobank, CKB, 在2004—2008年期间招募了50万中国成年人）为英国生物银行研究（United Kingdom Biobank, UKB, 在2008—2010年招募了50万英国成年人）的重新设计提供了重要的参考范例。

虽然，目前CKB项目的维持经费主要来自北京和伦敦的资助机构（牛津大学人口健康研究所也持续提供支持，该部门同时负责了CKB和UKB），但两个项目在早期得到的经费资助对项目的细致规划和预调查开展同样重要，这为研究高效、成功的开展奠定了基础。

尽管CKB和UKB两项人群队列研究是从20世纪的传统前瞻性研究发展而来，但它们的方法和规模都远超既往研究。它们是成功使用21世纪新兴技术的典范，启发和影响了其他以生物样本库为基础的人群队列研究。

可喜的是，目前全球所有重要的人群队列研究都在相互交流，分享方法、观点、数据和结果。本书将成为面向现有以及未来研究共享方法的重要工具。这一点至关重要，正如UKB首席执行官兼创始人Rory Collins所言，大型研究不仅仅是扩大小型研究的规模。

近年来，有关大型前瞻性人群队列研究的前景和面临的挑战的科学的（和非科学的）文章不胜枚举。然而，很少有文章出自真正成功开展过相关研究的专业人士。以生物样本库为基础的人群队列研究面临着共通问题，涉及组织管理、检测技术（检测技术突飞猛进，因此最好是推延检测时间，等待价格大幅下降和灵敏度提高）和统计方法。

回归稀释（可以通过对部分研究对象进行定期重复调查来避免）、过度精细的亚组分析、测量误差（调整测量不准确的混杂因素可能导致非常严重的残余混杂),以及不同因素因存在差异性测量误差,无法通过多元回归或有向无环图(directed acyclic graphs,DAG)有效解决,从而导致错误的两者关系,这些均可能造成统计陷阱。另一个主要问题是反向因果关联,该问题通常可以通过排除在研究开始时已经患病的研究对象(对某些关联而言,需排除最初几年随访中发病的研究对象)来充分解决。

最后,在躯体疾病研究中发挥积极作用的随机化研究方法和观察性研究方法越来越广泛地被应用于心理疾病、教育、犯罪学、社会政策、国际发展等其他问题的研究中。因此,关注慢性病的大型前瞻性研究如何解决实际工作中遇到的问题将受到广泛关注。本书详细记述了一项非凡且影响深远的研究,这些内容与未来10年甚至20年内所有重要的前瞻性研究的实施和解读都息息相关。

Richard Peto

英国皇家学会院士

英国牛津大学

前言

    成人常见慢性病的根本病因除遗传因素外，还有生活方式、社会因素、慢性感染、环境因素等。过去的几十年间，我们对常见疾病主要的可避免危险因素的理解取得了显著进展。这一定程度上得益于流行病学研究的发展，尤其是前瞻性队列研究的发展。前瞻性研究的引入可追溯到20世纪40年代末或50年代初，当时开展了几项具有里程碑意义的研究，包括英国医生研究（The British Doctor Studies）、佛莱明翰研究（The Framingham Study）和日本原子弹爆炸幸存者研究（The Study of the Japanese Atomic Bomb Survivors）。这些研究的开展是为了解决当时紧迫的公共卫生问题，如吸烟对健康的影响、心脏疾病负担不断加重的原因以及辐射的健康危害。其中一些研究一直持续到21世纪，并极大推动了疾病预防、风险预测和治疗的进步。

    虽然前瞻性研究的关键原则自问世以来一直未变，但信息技术、暴露评估、分子生物学和遗传学的最新进展极大改变了21世纪开展前瞻性研究的方式。以血液样本为基础的现代前瞻性研究（如今常被称为"以生物样本库为基础的大型人群队列研究"）通常十分庞大和复杂。这类研究通常需要广泛收集暴露和疾病结局信息，并长期储存生物样本，以便将来进行大规模（或全队列）、无假设的多组学检测。在评估效应不大但具有重要生物学意义的关联时大样本量是必要的，因此这类研究需采取可行的策略促进人员招募、尽可能减少失访、准确判定疾病结局、优化有限的生物样本的使用，并确保生物样本和数据的长期安全存储。鉴于这些挑战,成功的关键也许不在于规划一项完美的研究,而在于利用有限的资源和能力来规划一项最可靠、最可持续、最能面向未来的研究。

在作为牛津大学流行病学家的30年日常工作中,我参与了研究生的教学工作,越来越意识到能够在"大数据"时代阐明现代流行病学实践的教科书非常匮乏。现有的许多流行病学教科书侧重于理论方法,其统计复杂程度各不相同。此外,许多标题中包含"实用指南"或"手册"的教科书往往侧重于流行病学研究的数据处理或数据分析,而不是解决实际问题或突破某些传统方法的局限性。例如,依赖纸质调查问卷的研究在研究人员能对这些数据开展统计分析之前,需要花费大量时间检查、清洗和处理数据。另一个尚未得到充分认识的重要问题是开展基于血液样本的大型研究(例如,一项研究的研究对象人数达到或超过50万)的重要性和面临的挑战,以及在多个地区以可靠、经济和高效的方式建立和管理此类研究的方法。

本书旨在连接传统流行病学和现代流行病学,并介绍前瞻性人群队列研究的关键组成部分,包含优化设计、开展和管理此类研究的步骤和质量保证框架。全书共8章,内容包括:(1)引言(原理与方法概述);(2)人群队列研究的设计、实施和管理;(3)现场调查的计划、组织和管理;(4)生物样本的采集、处理和管理;(5)通过链接数据记录长期监测研究对象的健康结局;(6)健康结局的复核和审核;(7)人群队列研究IT系统的开发与应用;(8)多维数据的清理与管理。读者可阅读某一章节,也可以阅读全书。一些主题会在不同章节以不同但是相互关联的视角进行叙述,包括问卷设计、标准操作流程、伦理和监管审批、生物样本、软件开发的最佳实践以及数据保护和共享。本书主要以中国慢性病前瞻性研究为例,提供了许多实用案例,介绍了在不同环境下建立大型人群队列研究所需的先进、具有成本效益的和可扩展的方法。

本书由汇聚了流行病学家、临床医生、遗传学家、软件工程师、实验室和数据科学家组成的多学科团队撰写。所有作者目前均在牛津大学从事中国慢性病前瞻性研究的工作。因在现代人群队列研究的规划、设计、实施和管理方面拥有第一手经验,本书的作者能竭尽全力为读者分享自己的经验。即使作为一本实用指南,本书的重点也不是提供简单的解决方案,而是对各种可能遇到的实际问题进行深入分析。对于希望学习流行病学或开展人群健康研究的群体来说,本书可以作为一本有用的参考书。这本书对希望进一步了解这门学科的读者同样有用,对于其他领域的研究人员也具有普适意义。我希望本书还能促进不同的以人群和医院为基础的大型人群队列研究的进一步发展。

陈铮鸣

英国牛津大学

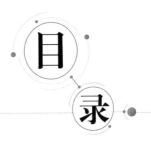

第1章 基于自然人群的健康研究: 原理与方法概述

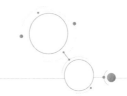

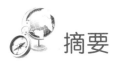 摘要

　　慢性非传染性疾病(non-communicable chronic diseases, NCDs)目前在高收入国家和中低收入国家(low- and middle-income countries, LMICs)都是引起过早死亡和残疾的主要原因。然而,已知危险因素的差异还无法完全解释不同性别和年龄人群中主要NCDs患病率的差异,这提示我们还有一些其他重要病因有待发现。为此,研究者需要开展基于自然人群的流行病学研究,以得到NCDs相关的生活方式、生化和遗传决定因素的可靠研究证据,并评估慢性病的预后和聚集特征。此外,分析特定性状的遗传变异可以阐明暴露与疾病的因果关联,还能预测治疗可能达到的效果。研究者在不同人群中开展流行病学研究,长期随访观察各种致死性和非致死性疾病结局,通过这些研究,研究者可以收集NCDs的重要病因学证据,为全球疾病预防指南的制定提供依据。本章概述了流行病学研究设计和实施过程中的基本概念和流行病学原理,介绍了不同研究设计的主要优势和局限性。本章还特别强调了大型前瞻性人群队列研究的重要性,如样本量足够大、偏倚与混杂的控制较为严格等,此类研究能更可靠地发现与主要疾病结局具有中等关联强度的危险因素。

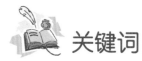 关键词

流行病学研究;队列研究;病例对照研究;横断面研究;生态学研究;随机对照试验;生物样本库;因果关联

 缩略词

CHD	coronary heart disease	冠心病
CKB	China Kadoorie Biobank	中国慢性病前瞻性研究
DAG	directed acyclic graphs	有向无环图
DNA	deoxyribonucleic acid	脱氧核糖核酸
GWAS	genome-wide association studies	全基因组关联研究
IHD	ischaemic heart disease	缺血性心脏病
IV	instrumental variable	工具变量
K	1 000	千
MR	Mendelian randomization	孟德尔随机化
MVP	Million Veterans Project	美国百万退伍军人计划
NCDs	non-communicable diseases	慢性非传染性疾病
RCT	randomized controlled trials	随机对照试验
STROBE	STrengthening the Reporting of OBservational studies in Epidemiology	流行病学观察性研究报告规范
UK	United Kingdom	英国
UKB	UK Biobank	英国生物银行研究
USA	United States of America	美国

 引言

流行病学(epidemiology)是研究人群中疾病与健康状况的发生、分布,并用于指导疾病预防和健康促进的学科。流行病学研究通常包括分析人群中疾病的频率、决定因素和结局。

估计疾病频率需要明确诊断标准,在特定人群中建立可靠的随访机制,以识别所研究疾病的新发病例。疾病的分布(distribution)是指疾病在不同人群、不同地点和不同时间的存在状态,而根据与疾病的因果关联,疾病的决定因素(determinants)可以被称为暴露(exposures)、危险因素(risk factors)或风险标志物(risk markers)。NCDs是全球范围内导致人群死亡和残疾的主要原因,而当前全世界大多数NCDs发生在中低收入国家(Kyu et al.,2018)。流行病学的主要目标是:(1)研究传染性疾病和非传染性疾病的自然史;(2)确定每种疾病的疾病频率;(3)确定疾病发生的模式或趋势;(4)明确疾病病因;(5)评价主要慢性病防治措施的有效性。

流行病学研究通过选择最合适的研究设计和科学的方法来确定主要疾病的病因和结局,通常情况下,科学的方法是利用观察和既有理论来提出并检验特定的研究假设。暴露与疾病的关联可能是因果关联,也可能是由偶然性、混杂及偏倚(虚假、错误关联)造成的假象。因此,一项研究需要评估所收集的关于暴露和疾病结局的任何相关数据的可靠性(reliability)和真实性(validity),而且在做出暴露与疾病结局之间存在因果关联的结论之前,应排除可能由偶然性、偏倚或混杂带来的影响。因此,在研究设计时采取措施控制偏倚,并在数据分析时全面控制混杂是流行病学研究中做出因果推断前的两个重要过程。在不同情境下可以采用不同的研究设计来研究危险因素与疾病风险之间的关联。一般来说,流行病学研究主要有两大类研究设计,即观察性研究(非实验性研究)和干预性研究(实验性研究)。每个大类的研究设计包含一些具体的研究方法,如何选择最合适的研究设计(图1.1)主要取决于待解决的研究问题。本章概述了人群研究在设计和实施过程中的基本概念、流行病学原理、当代发展现状,以及大型前瞻性人群队列研究的科学潜力,这也是本书的重点内容。

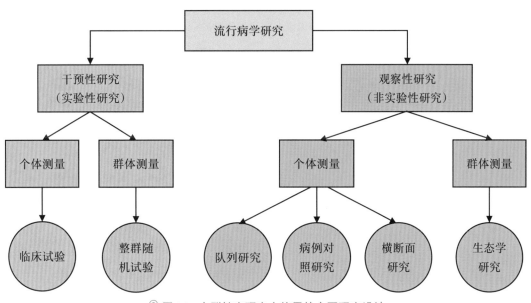

图1.1 人群健康研究中使用的主要研究设计

❷ 观察性流行病学研究

观察性研究一般分为描述性研究(descriptive studies)和分析性研究(analytic studies)。描述性流行病学研究(即生态学研究、横断面研究)旨在较为可靠地估计不同研究人群中的疾病频率。不同人群或亚组间(如种族或地理位置)疾病频率和危险因素暴露的差异可能有助于识别疾病的危险因素。分析性流行病学研究一般用于检验潜在危险因素与特定疾病之间关联的形式和强度,主要有病例对照研究和前瞻性队列研究两种,本质上都是比较暴露人群和非暴露人群的疾病风险(表1.1)。本节简要概述了不同类型的研究设计,并以当代大型研究为例阐释了各类研究设计的优势和局限性。

表1.1 流行病学重要术语词汇表

术 语	定 义
患病率(prevalence)	在特定时间点患病人群占总人群的比例,或个体在特定时间点患病的概率
发病率(incidence)	在某一特定时间间隔内,一定人群中某疾病新病例出现的频率
混杂(confounding)	由某个其他因素导致的对暴露与疾病之间关联及其强度的低估或高估
偏倚(bias)	在流行病学研究中导致暴露与疾病之间关联产生歪曲(低估或高估)的系统误差
效应修饰(effect modification)或交互作用(interaction)	一个危险因素对疾病的影响效应会随着另一危险因素水平的不同而变化
代表性(representativeness)	来自人群的某个样本能准确反映总体或目标人群特征的程度

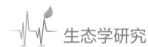 生态学研究

生态学研究(ecological studies)一般指在人群(或群体)水平上而非个体水平上调查暴露与疾病结局之间的关联,它以地点(国家、地区或城市)或时间(日期或出生队列)为单位确定暴露与疾病或疾病的替代指标(surrogate measures)之间的相关性。具体来讲,生态学研究考察的是不同人群各自暴露的平均水平与该人群整体的疾病频率之间的相关性(Hennekens,Buring,1987)。在群体层面与疾病风险增加相关的某些暴露因素,在一些特定情况下可能会导致疾病。如果群体暴露水平能够决定个体暴露水平,生态学研究得出的关联就更可能是真实的。生态学研究在发现待解决的公共卫生问题和提出病因假设等方面起着重要作用。例如,七国研究项目(Seven Countries Study)通过对来自7个有冠心病(coronary heart disease,CHD)风险国家的16个不同人群的平均值作图,首次强调了血清总胆固醇水平与冠心病风险之间的强关联(Keys,1980)。研究结果表明,在研究范围内,总胆固醇水平越高,死于

冠心病的风险就越大,两者之间存在密切的正相关关系(图1.2)。

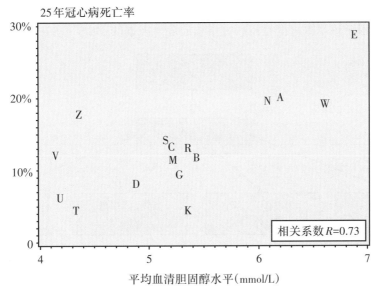

图1.2 七国研究中的总胆固醇和冠心病死亡风险(Keys,1980)

注:图中16个字母代表了16个不同人群。

七国研究项目推动了不同人群中多个前瞻性队列研究的建立,这些研究后续在个体水平上证实了上述关联,而且所覆盖的总胆固醇测量值范围更宽。然而,生态学研究也有很大的局限性,例如当群体水平与个体水平上的分析观察到不一致的关联结果时产生的生态学谬误(ecological fallacy)。例如,中国的生态学研究发现慢性乙型肝炎病毒(HBV)感染与较高的胆固醇水平相关,但在对个体进行分析时,结果却恰恰相反。其中,对个体分析的结果与慢性HBV感染对胆固醇代谢影响的研究结果是一致的(Chen et al.,1993)。

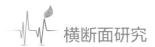

横断面研究

横断面研究(cross-sectional study)一般用于描述在某个时点上某个人群的健康状况。因此,为了更准确地推断一般人群中的危险因素暴露水平和疾病频率,或分析危险因素与疾病之间的关系,此类研究需要基于对目标人群有代表性的样本开展(图1.3)。横断面研究评估人群在某一特定时点上的危险因素暴露水平及其疾病患病率(Kirkwood,Sterne,2003),其主要的局限性在于缺少暴露与疾病结局出现的时间顺序,因此只能用于估计疾病的患病率。

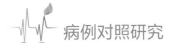

病例对照研究

经典病例对照研究(case-control study)又称回顾性研究(retrospective study),其中包含一组患病个体(病例组)和一组未患病个体(对照组)(图1.4),然后确定两组人群在过去暴露于某潜在危险因素的比例(一般是通过自填式或访谈式问卷收集研究对象的生活方式或其他特征）。此外,此类研究也可以用于比较病例组与对照组之间临床测量指标(人体测量学特征)或血液暴露水平(如生化或遗传学测量指标)平均水平的差异。如果病例组的暴露比例高于对照组,则提示该暴露可能是待研究疾病的危险因素(Kirkwood,Sterne,2003)。

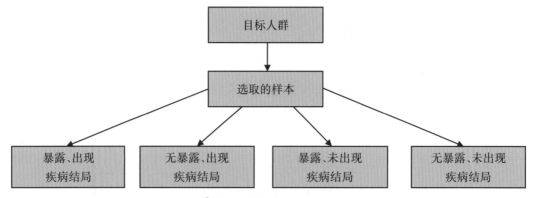

图1.3 横断面研究设计

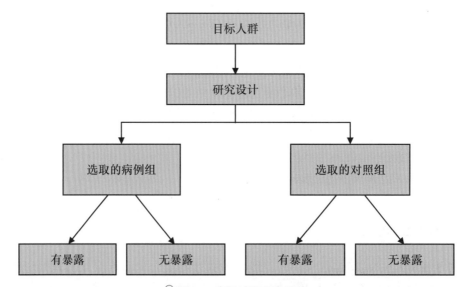

图1.4 病例对照研究设计

病例对照研究设计有两个要点:(1) 明确的疾病诊断标准(包括用于选择病例的纳入标准);(2) 对照应该和病例来自同一源人群(source population),且对照的选择应该与所关注的暴露因素无关(Kirkwood,Sterne,2003)。

病例对照研究虽然直观感觉比较简单,但实际设计很有挑战性,病例和对照的选择需要遵循严格的标准(Hennekens,Buring,1987)。当研究者明确定义了病例和对照组,并收集了有关暴露的数据及其他重要变量以后,就可以采用一种效应指标估计主要暴露对疾病风险的影响程度。一般用比值比(odds ratio,OR)及其置信区间(confidence intervals)衡量暴露与疾病结局之间的关联强度,其中对暴露的测量可能是连续的、二分类的,或某一连续指标的分位数(如五分位数)(文本框1.1)。

文本框1.1 分析性流行病学中使用的效应指标

◇ 比值比(odds ratio,OR):病例组的暴露率与非暴露率之比与对照组的暴露率与非暴露率之比的比值。

◇ 相对危险度(relative risk,RR)或危险度比(risk ratio,RR):暴露组与非暴露组的危险度之比。

◇ 率比(rate ratio,RR):暴露组与非暴露组的发病密度之比。

◇ 特异危险度/危险度差(risk difference,RD):暴露组与非暴露组的累积发病率的差值。

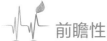 前瞻性队列研究

前瞻性队列研究(prospective cohort studies)的特点是在研究对象入组时就记录了危险因素或暴露情况,跟踪随访一段时间后才出现疾病结局(图1.5)。因此,前瞻性研究的暴露和疾病结局具有明确的时间先后顺序,即暴露的测量始终在疾病结局出现之前(危险因素信息在发病前收集),可以用来检验因果关联(Hennekens,Buring,1987)。前瞻性研究优于经典病例对照研究,因为经典病例对照研究同时评估暴露和结局。此外,因为所有研究对象在随访期间可能发生任何疾病,所以前瞻性研究可以评估暴露与多种疾病结局的关联。研究者收集所有研究对象的基线数据,包括可能改变发病风险的暴露因素,例如年龄、性别、疾病史以及是否同时使用可能改变暴露水平的药物。当代队列研究的关键要求是样本量足够大(如研究对象人数大于10万),并收集更多的暴露信息,以保证研究者能够发现与主要疾病有中等关联的暴露因素。但是,想要更可靠地检测弱关联(RR小于2),就需要严格控制偶然性、偏倚及混杂因素,而这正是当代队列研究设计、实施和数据分析的基础。

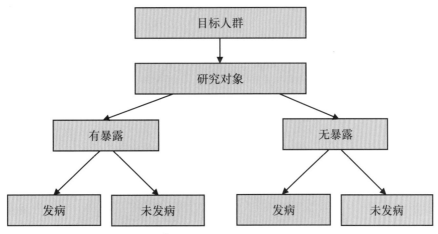

图1.5 队列研究设计

前瞻性队列研究一般需要对大量研究对象进行长期随访,高成本是开展队列研究面临的主要挑战之一。长期随访导致许多前瞻性研究的失访率(loss to follow-up)很高,随访期间

研究者与研究对象失去联系。前瞻性研究中很重要的一点是将失访率降至最低,从而减少缺失数据(missing data)。研究中如果失访率高,由此引入失访偏倚(失访者与未失访者的发病风险或危险因素暴露水平可能存在系统性差异),其研究结果的内部真实性(internal validity)就会降低。降低失访率的方法包括通过自动化流程(即所谓的被动随访)实现后续追踪并与研究对象保持定期联系(Hennekens,Buring,1987)。相比于病例对照研究,前瞻性队列研究的健康结局来源多样,可能无法全部直接从医院收集,因此不同健康结局诊断结果的可靠性是开展队列研究面临的另一项主要挑战。

巢式病例对照研究

对于罕见疾病,病例对照研究计算出的OR能较为可靠地估计队列研究中的相对危险度或率比(Hennekens,Buring,1987)。但是,如果病例对照研究嵌套在队列研究中,也就是说,从定义明确的队列或前瞻性研究中选择病例和对照,并对关键变量进行适当的匹配,其得出的OR将大致近似于源人群的RR(Hennekens,Buring,1987)。巢式病例对照研究(nested case-control study)一般用于研究生物因素与特定疾病的关联,这种方法涉及对从队列人群中随机选取的病例和对照的储存生物样本进行分析,而不是在整个队列中分析。当经费有限或待研究的生物标志物与队列的其他疾病结局关联较弱时,巢式病例对照研究设计更高效。而如果要保证将来研究各种其他疾病时这些数据仍然能用作对照,对照组则应该从整个队列中随机选取,这种研究设计被称为病例队列研究(case-cohort study)。

总的来说,不同研究设计类型可以检验不同的假设,得出的证据对于因果推断(causal inference)的效力不同,可以按一定的证据等级排序(图1.6)。生态学研究位于最底层,随机对照试验(randomized controlled trials,RCT)尤其是RCT的荟萃分析(meta-analysis)位于最顶层。

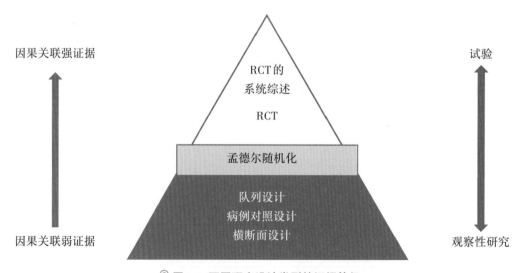

图1.6 不同研究设计类型的证据等级

❸ 观察性流行病学中的偏倚和混杂

观察性流行病学研究容易受到偏倚(bias)影响,因而得到的结果可能与真实情况有系统性差异。偏倚按其来源一般可分为选择偏倚(selection bias)和信息偏倚(information bias)。表1.2总结了偏倚的主要类型、每种偏倚的例子以及在研究各阶段为使偏倚最小化最常采用的策略。病例对照研究比前瞻性研究更容易产生偏倚,选择病例组时更严谨的方法是选新发病例(incident cases)而不是现患病例(prevalent cases),这样可以减少由于病人行为或待研究因素暴露水平发生改变而产生的影响,即所谓的反向因果关联偏倚(reverse causality bias)(表1.2)。

表1.2 偏倚的主要类型和控制策略

偏倚类型	例 子	控 制 策 略
信息偏倚	观察偏倚(observer bias)	对研究对象隐匿暴露信息
	调查者偏倚(interviewer bias)	对调查员隐匿暴露信息
	回忆偏倚(recall bias)	从医疗病历记录中收集数据
	报告偏倚(reporting bias)	对研究对象隐匿信息或使用盲法
	实施偏倚(performance bias)	对实施进行隐匿或使用盲法
	检测偏倚(detection bias)	对检测进行隐匿或使用盲法
	抽样偏倚(sampling bias)	避免招募志愿者/使用严格的纳入标准
	反向因果关联偏倚(reverse causality bias)	排除基线之后最初几年内发生结局事件的个体
选择偏倚	分配偏倚(allocation bias)	明确的纳入标准/适当的随机化
	失访偏倚(loss to follow-up bias)	使用追踪(tracing)方法尽可能减少失访

 混杂

混杂(confounding)是大多数观察性流行病学研究都存在的局限性,由于存在其他相关变量,研究者可能会观察到虚假关联或可能低估或高估关联的强度。在描述性流行病学研究中,死亡率和发病率通常与年龄和性别密切相关,所以对这些指标的比较很大程度上取决于所比较人群的年龄和性别构成。因此,比较不同人群的粗疾病频率可能会有误导性(除非这些人群的年龄和性别构成相同)。描述性流行病学中常使用标准化法调整待比较人群的年龄和性别构成(文本框1.2),从而对组间指标进行更可靠地比较(Hennekens,Buring,1987)。

文本框1.2　描述性流行病学研究中混杂的控制

粗死亡率(crude mortality)或粗发病率(crude morbidity)的比较结果经常会产生误导，因为要比较的人群在某些基本特征(如年龄或性别)构成上可能会有显著差异，而这些特征会影响人群的总发病率或死亡率。

避免混杂因素(如年龄)的影响的一种方法是直接展示和比较年龄别率。虽然这样可以更全面地比较两个或多个人群间的死亡率或发病率，但是随着分层数的增加，需要比较的数据量可能很大，难以较好地处理。

因此，更有效的方法是对混杂因素，如年龄或其他因素进行调整，从而将多个类别专率合并为一个单一的汇总数值，这个思路可以通过标准化的方法实现。

流行病学研究中通常有两种标准化的方法，主要区别在于采用的标准是人群构成比(直接方法)还是各亚组发病率(间接方法)。直接和间接标准化都涉及预期事件数(例如死亡)的计算，并将其与实际观察到的事件数进行比较。

在分析性流行病学中，研究者可以在设计阶段或数据分析阶段控制混杂。在数据分析阶段，可采用分层分析或多元回归分析等统计学方法(Kirkwood，Sterne，2003)控制混杂。在病例对照研究的设计阶段，有一种控制混杂的方法是将对照与病例进行匹配(matching)。匹配的目标是尽量减小病例与对照在混杂因素上的系统性差异，以尽可能减小混杂效应的影响(Kirkwood，Sterne，2003)。在分析可能与疾病结局有关的因素时，匹配需要谨慎，不能对研究者所关注的因素进行匹配。此外，不仅不能用关键暴露变量进行匹配，与关键暴露变量相关性较强的变量也不应该用于匹配。

在检验混杂因素的影响时，应该使用多元回归模型在调整潜在混杂因素前后分别估计效应值大小(如OR或RR)(Kirkwood，Sterne，2003)。如果在调整已知的混杂因素(如年龄、性别、吸烟、受教育程度)后效应值大小基本没有变化，说明有混杂影响的可能性很小，研究者可以下结论认为结果可靠。但是，由于可能还存在某些未知或无法测量的混杂因素，或由于对已知混杂因素调整不充分等，研究者无法完全排除残余混杂(residual confounding)的影响。

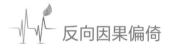 反向因果偏倚

观察性研究中，反向因果偏倚的出现是由于发病影响了暴露水平(如癌症临床前期引起体重减轻)，从而导致观察到虚假关联(如肥胖与癌症风险的反向关联)。尽管反向因果偏倚是回顾性病例对照研究中的常见问题，但它可能也是前瞻性研究中的一个主要挑战。有一些常用的量化反向因果偏倚大小的方法，比如先排除基线调查后的前5年内发生的新发疾病事件，再评估暴露与疾病发病风险的关联，并将其与基于所有研究对象的分析结果相比较；还可以根据是否患有可能改变暴露水平的某些合并疾病对研究对象进行分层分析。对于潜伏期较长的疾病，如痴呆或帕金森病，可能有必要排除随访的前10年(或更长时间)内发生的事件，以更充分地排除反向因果偏倚的影响(Floud et al.，2020)。前瞻性研究除了排

除现患个体外,还应考虑排除自报健康状况不佳的个体以充分排除反向因果的影响。例如,在英国"百万女性队列研究"项目(UK Million Women Study)中,严格调整了所有相关的混杂因素后,不幸福感与死于缺血性心脏病(ischaemic heart disease,IHD)或癌症风险的增加密切相关。然而排除了基线时自报身体状况不佳(与不幸福感相关)的个体后,不幸福感与死亡风险增加之间的关联就完全消失了(Liu et al.,2016)。

 回归稀释偏倚

　　观察性研究的分析假定暴露和疾病结局的测量没有误差或其本身不存在变异,但实际上测量误差和生物学变异是普遍存在的。对暴露的纯随机测量误差(random errors)会系统性地低估暴露与疾病结局之间的关联强度,这种现象被称为回归稀释偏倚(regression dilution bias)(MacMahon et al.,1990),这是因为在一次测量中处于分布极值的测量值在后续重复测量时会逐渐向平均值靠拢,即向均数回归现象。回归稀释偏倚很常见,它可能反映测量误差、生物学变异、亚临床期疾病或治疗的影响。要校正回归稀释偏倚,需要在后续随访中对随机样本进行重复测量,如果无法校正回归稀释偏倚,暴露与结局的关联将被系统性地低估。图1.7阐释了前瞻性合作研究(prospective studies collaboration,PSC)中分析收缩压(systolic blood pressure,SBP)与IHD死亡风险之间的关联时考虑回归稀释偏倚的重要性。在分析该关联的形式时,研究人员将研究对象进行十等分分组(x轴),分析其与

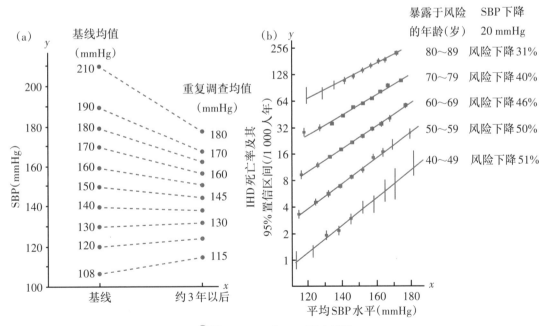

图 1.7　SBP 和 IHD 死亡风险

注:图(a)显示了基线定义的10个组中基线时和3年重复调查时SBP的十分位平均水平。

　　图(b)显示了在特定年龄组中平均SBP水平与IHD死亡风险之间的关系(Prospective Studies Collaboration,2002)。

　　该研究的IHD死亡率采用的是浮动绝对危险。

IHD 或脑卒中风险（y 轴）的关联。图 1.7（a）显示，10 个组的基线 SBP 均值介于 108 mmHg 至 210 mmHg 之间，但间隔 3 年后重新测量这些研究对象时，10 个组的均值分布范围缩小至 115 mmHg 至 180 mmHg。此时如果分析基线 SBP 水平与疾病风险的关联，会低估 SBP 与 IHD 风险间 50% 的关联强度。在 PSC 荟萃分析中（图 1.7（b）），对 10 组研究对象重复调查时的平均 SBP 水平与 IHD 风险之间的关联进行作图，发现在整个测量值范围内 SBP 与 IHD 风险之间的关联都是线性的，并且此时的关联强度是采用基线 SBP 水平进行作图时关联强度的两倍。

除测量误差外，回归稀释偏倚还可能反映导致个体变异的其他原因，例如衰老、出现亚临床疾病或启动治疗。中年人群队列的长期随访尤其容易受时依回归稀释偏倚影响，测量与结局的间隔越长影响越大（图 1.7（b））（Clarke et al.，1999）。基于该考量，在 PSC 的 61 个前瞻性研究的约 100 万成年人中，对每十岁一个年龄组的风险进行时依回归稀释偏倚校正。校正后结果显示，在 40～69 岁组，不同 SBP 水平组之间脑卒中、IHD 及其他血管病的死亡率差异达到两倍，但 80～89 岁的死亡率差异仅为 40～69 岁的一半。重要的是，在 SBP 水平低至 115/75 mmHg 的范围内，SBP 水平与总死亡风险的关联是线性的，没有证据表明存在阈值（Prospective Studies Collaboration，2002）。这项荟萃分析的结果明确了纠正时依回归稀释偏倚的重要性，这需要在大型前瞻性研究随访期间随机选取部分研究对象，并对其暴露情况进行定期重复测量（Prospective Studies Collaboration，2002）。

大型人群研究的必要性

虽然在观察性流行病学中使用了 p 值（也有可能是不恰当地使用），并报告了暴露与疾病结局关联效应值的 95% 置信区间，偶然性（chance）的作用还是经常被忽略。减小偶然性影响的关键是尽可能增大样本量、减少使用多重检验（multiple testing），并尽量找到一些独立人群对新发现的关联进行重复验证。图 1.8 展示的是不同年龄组的平均 SBP 水平与 IHD 死亡风险之间的关联，两个随机样本选自 PSC 荟萃分析，分别包含 5 000 名和 500 000 名成年研究对象，规模分别相当于佛莱明翰研究（The Framingham Study）研究和中国慢性病前瞻性研究（China Kadoorie Biobank，CKB）。结果提示，要可靠地分析不同年龄组中血压与 IHD 关联及其强度，需要足够大的样本量。所研究的某些暴露因素（如遗传因素）与常见疾病关联越弱，开展大样本量的研究就越关键。

④ 实验性研究

实验性研究（experimental studies）或试验（trials）的主要优点是不易受混杂因素影响，因为研究人员可以对暴露因素进行随机分配，决定研究对象是否接受暴露干预。

在试验中暴露与否是在入组时随机分配的，如果被随机分配的个体数量足够多，混杂因素在组间就应该是均衡分布的（图 1.9）。平行（parallel group）设计是用得最多的试验设计，

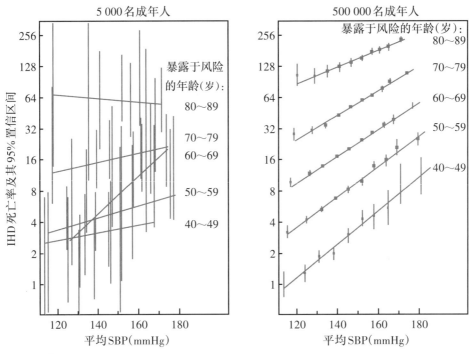

图 1.8 前瞻性合作研究中 5 000 名和 500 000 名不同年龄组成年人中平均 SBP

与 IHD 死亡率的关联(Prospective Studies Collaboration,2002)

注:该研究的 IHD 死亡率采用的是浮动绝对危险。

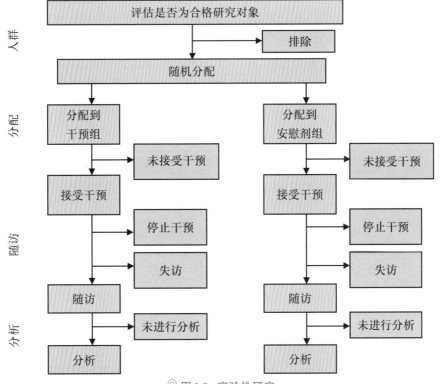

图 1.9 实验性研究

可以用来检验新药对特定疾病治疗的有效性和安全性。其中一部分患者被随机分配到治疗组,另一部分患者接受安慰剂(或常规护理)治疗,两组都进行随访并记录疾病结局,然后前瞻性地比较两组发病率以及其他重要结局(终点事件)。文本框1.3描述了RCT的一些关键指标。

文本框1.3　RCT中使用的指标

◇ 相对危险度或危险度比(relative risk 或 risk ratio,RR):治疗组结局事件发生率与对照组结局事件发生率之比。

◇ 相对危险度降低(relative risk reduction,RRR):通过给定的治疗、干预或由于避免接触有害因素而减小的初始或基线风险的比例,计算公式为(1−RR)*100%。

◇ 比值比(odds ratio,OR):治疗组中结局事件与非结局事件的比值与对照组中结局事件与非结局事件的比值之比。

◇ 绝对危险度降低(absolute risk reduction,ARR):治疗组结局事件发生率与对照组结局事件发生率之差。

◇ 需治疗人数(number needed to treat,NNT):为预防1例结局事件的发生,而需要治疗的病例数,以1/ARR来估算。

一般而言,高质量的RCT需要包含以下特征:(1) 适当的随机化分组;(2) 对研究对象适当地进行控制和进行盲法处理;(3) 意向治疗分析(intention to treat analyses,ITT);(4) 预先设置一定数量的亚组,分析效应修饰作用(effect modification);(5) 统计效能足够大,能尽可能减小偶然性的影响(Baigent et al.,2020)。表1.3呈现了RCT中关键设计问题的相关细节及其原理。除平行设计外,其他一些试验设计方法也能提供很多信息,比如析因设计试验(factorial trials)、交叉设计试验(cross-over trials)和整群随机试验(cluster randomized trials)等,而选择合适的试验设计方法应该根据研究问题、干预类型和研究的疾病结局来确定(Kirkwood,Sterne,2003)。

表1.3　RCT的关键特征

要　　求	对　应　原　理
适当的随机化分组	分配特定干预措施时应通过概率随机过程实现,确保其他已知和未知因素在组间保持平衡,并且分组应该是隐匿的
尽可能减小偏倚	患者、医生和结果数据分析者都不能知晓干预措施的分配情况,一般通过盲法实现,同时应该设置适当的对照。盲法是非常有必要的,可以避免由于患者知晓分组后对结果产生的影响
意向治疗分析	根据分配情况,而不是根据实际接受治疗的情况来评估治疗效果。也就是说,统计分析是根据随机分组进行的,与实际依从性无关,这样可以减小偏倚
尽可能增大样本量,并减少数据驱动的亚组分析	从本质上讲,数据分割得越多,由于偶然性导致假阳性结果的概率就越大。因此亚组分析最好是预先设计好的,因为数据驱动的亚组分析可能受随机误差影响

⑤ 评估因果关联的方法

因果关联(causality 或 causation)是指暴露因素(即决定因素或危险因素)能导致某种疾病结局发生或增加发病风险及死于某病风险的过程。成年人群中的常见疾病(如癌症、IHD、脑卒中)通常有多种病因,除了吸烟、血压等少数重要因素外,各种暴露因素对发病率的影响程度一般都属于中等或较弱水平。在做出某种关联是因果关联的结论前,应该先确认暴露与疾病或结局间的关联是真实有效的,而不是由随机误差、偏倚或混杂所致。

对于医学研究中的因果推断,观察性流行病学研究和RCT都很重要。原则上观察性研究只能确定相关性,而RCT因其前瞻性的设计和对已测量或未测量混杂因素的严格控制,被认为是医学研究中评估因果关系时最可靠的研究设计(Collins,MacMahon,2001)。曾有观察性研究发现了某些关联,但被RCT完全推翻(Lawlor et al.,2004),这是因为观察性研究无法充分控制偏倚和混杂。这也提示在人群研究中,需要采用更稳健的方法来评估暴露与疾病的因果关联。

然而,对于许多生活方式或环境危险因素(如吸烟、饮酒)而言,出于伦理考量,不可能通过RCT来评估其与某些特定疾病的因果关联。因此,我们只能根据Bradford-Hill提出的因果推断准则(Hill准则)来综合考量出自观察性研究的证据,同时Hill准则也是流行病学家在因果推断时广泛采用的标准(表1.4)。此外,遗传学分析对于特定暴露与疾病结局的因果推断也越来越重要。

表1.4 Bradford-Hill因果推断准则

判 断 标 准	可能存在因果关联的判断条件
关联强度(strength of association)	对混杂因素进行适当调整后仍存在强关联
结果的一致性(consistency)	结果在不同背景下的同类研究中能够重复
特异性(specificity)	与特定暴露因素唯一相关
时间顺序(temporality)	暴露发生在前,疾病或结局发生在后
剂量反应关系(biological gradient)	暴露与疾病或结局的关联存在剂量反应关系
生物学一致性(coherence)	结果合理且符合生物学逻辑
实验证据(experimental)	在RCT中能确认关联
相似性(analogy)	在不同背景下,既往研究报告过相似的其他关联结果

流行病学中的因果推断

近年来,随着研究者对因果推断重要性的不断认识,观察性研究的设计、实施、分析和解释手段都有了较大的进展。反事实方法(counterfactual approaches)和概率因果关系法(probabilistic approaches)的结合是因果关联分析方法学的进展之一(Vandenbroucke et al.,2016)，由此产生了一些对应的工具如反事实概念(counterfactual concepts)和有向无环图(directed acyclic graphs,DAG)等，能够辅助解决此前的难题。工具变量分析(instrumental variable analysis)方法利用了与所关注的暴露高度相关的变量，其方法类似于暴露或对照的随机分配。但此类变量不能与结局或潜在混杂因素(即影响结局的其他危险因素)直接相关，这一点与所有用于随机化分析的方法一样。近几十年来，一种特殊的工具变量分析方法在流行病学研究中的使用越来越广泛，即使用遗传变异(genetic variants)作为暴露的替代变量，称为孟德尔随机化法。

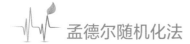

孟德尔随机化法

孟德尔随机化法(Mendelian randomization,MR)的基本原理如下：如果某些遗传变异改变了某些生物标志物的水平，或与这些生物标志物有相似的生物效应，而这些生物标志物与疾病相关，那么这些遗传变异可能也与该疾病相关。关联效应的大小取决于该遗传变异对生物标志物水平的影响，因此，可以通过这些遗传变异来分析生物标志物与疾病的因果关联。图1.10的DAG中提供了孟德尔随机化法的详细信息，包括三个内在基本假设。

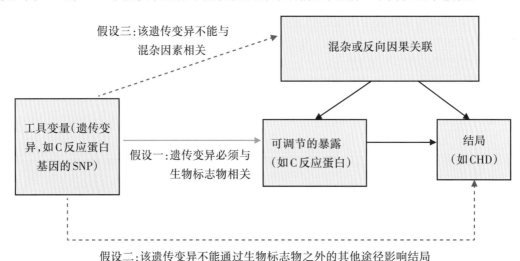

图1.10 孟德尔随机化法的DAG图示与核心假设

在减数分裂形成配子时，脱氧核糖核酸(deoxyribonucleic acid,DNA)遵循孟德尔第二定律(自由组合定律)从亲代传递到子代，孟德尔随机化就是指该过程中等位基因的随机分配(Smith,Ebrahim,2003)。孟德尔第二定律假定个体DNA中任一特定变异在遗传时都不受其他特征的影响，因此根据基因型对人群进行分组后，不同组人群的其他方面应该都是相似的，不过其中一组携带决定较高水平生物标志物的基因型，另一组携带决定较低水平生物标志物的基因型，类似于RCT(图1.11)。

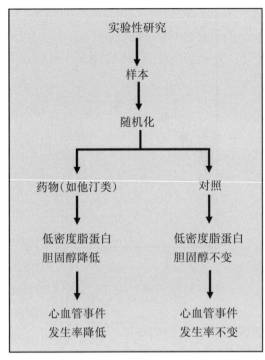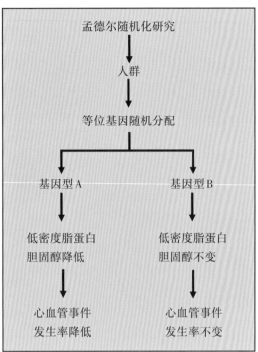

图1.11 对比实验性研究和孟德尔随机化研究

目前大型国际合作项目已发表的全基因组关联研究(genome-wide association studies,GWAS)包含了大量个体的数百万个遗传变异数据,可以用于MR研究以分析多种暴露与多种疾病间的因果关联。

CKB的一项研究使用孟德尔随机化法分析了适量饮酒与脑卒中和心肌梗死的因果关联(Millwood et al.,2019)。以往研究发现,与不规律饮酒者相比,少量饮酒者(每日1~2杯标准杯)患脑卒中和冠心病的风险较低,但尚不清楚该结果是因为适量饮酒对疾病确实有保护作用,还是因为不饮酒的人还存在着其他潜在的健康问题。在东亚人群中,有一些常见的遗传变异会大大降低个体的酒精耐受性,导致饮酒后出现面部潮红,令人非常不适。这些遗传变异的携带者会大幅减少饮酒量,但并不会影响其他生活方式(如吸烟),类似于饮酒的随机试验,因此可以作为工具变量用于研究饮酒与疾病间的因果关联。图1.12展示了在CKB的这项研究中应用孟德尔随机化法分析适量饮酒与脑卒中发病风险之间的因果关联研究。与观察性分析中自报饮酒量和脑卒中发病风险之间所呈现的典型J型剂量反应关系不同,遗传分析使用基因型预测饮酒量。结果显示在整个研究剂量范围内,基因型预测饮酒量与脑卒中发病风险呈线性关系,有力地反驳了先前研究中"适度饮酒对此类疾病有保护作用"的结果。两结果的差异反映了在观察性流行病学中有效控制偏倚和混杂效应所面临的挑战,此类MR分析尤其适用于无法通过随机试验进行因果推断的病因假设(Millwood et al.,2019)。目前MR研究数量越来越多,但其优势和局限性仍未得到充分认识(表1.5)。

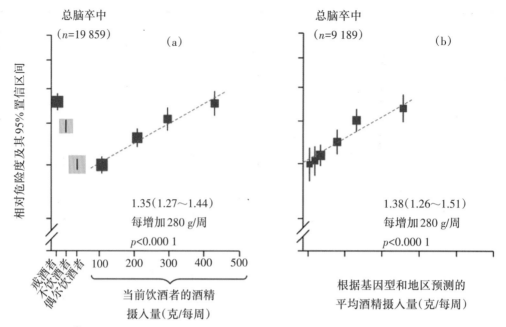

图 1.12　CKB研究中饮酒与脑卒中发病风险的观察性研究关联证据(a)
与遗传学研究关联证据(b)比较(Millwood et al.,2019)

表 1.5　孟德尔随机化法的优缺点

优　　　点	缺　　　点
避免了混杂效应和反向因果关联	基因多效性(pleiotropy)
类似于随机试验	人群分层(population stratification)
建立潜在的因果关联	渠道化/生物学补偿(canalization/biological compensation)
探索未知潜在生物学通路	连锁不平衡(linkage disequilibrium)
可以评估新型生物标志物与疾病或结局的因果关联,并为药物开发提供信息	缺乏合适的遗传变异,或遗传变异作为很弱的工具变量而引入潜在偏倚

❻ 前瞻性人群队列研究的现代发展

　　基因组学的问世让以生物样本库为基础的人群队列研究在医疗保健服务和精准医学发展中的作用越来越重要(Ouellette,Tassé,2014)。以生物样本库为基础的大型前瞻性人群队列研究储存了研究对象的生物样本并长期随访新发疾病结局。将前瞻性队列研究收集的发病前的暴露数据(来自问卷、访谈、临床测量和生物样本)与临床诊断的新发疾病结局数据结合,我们可以得到很有价值的信息资源。由此可分析单一暴露因素对多种疾病结局的影响,或多种行为和遗传暴露因素对单个疾病结局的影响,也可开展疾病的基因-环境交互作用研究,即基因与疾病的关联是否会因环境暴露水平改变而有所不同(Kirkwood,Sterne,2003)。

　　各个人群队列研究在规模、暴露复杂性和随访期间能观察到的结局等方面可能有所不同。此外,各队列通常都会收集和保存生物样本,比如血浆、DNA、红细胞、全血或尿液样本。这种研究将生活方式、临床测量指标、生化和遗传暴露情况以及致死性和非致死性疾病结局等结合起来进行分析,不仅可以检验已有的病因假设,对建立新病因假设也极具参考价值。表1.6展示了在欧洲、英国、中国、墨西哥和美国已建立的一些大型前瞻性人群队列的特征。这些大型研究项目突出体现了21世纪前瞻性人群队列研究的优势,比如大样本量与数据广度和深度的独特结合。

◉ 表1.6　世界各地主要人群队列研究的部分特征

研究名称	样本量	研究地点	应答率 (%)	随访时间 (年)	疾病结局
欧洲癌症与营养前瞻性调查(EPIC)	48.4万	欧洲	66	20	包括非致死性和致死性结局
墨西哥城前瞻性研究(MCPS)	15万	墨西哥	30	18	仅包括致死性结局
中国慢性病前瞻性研究(CKB)	51.2万	中国	30	10	包括非致死性和致死性结局
英国生物银行研究(UKB)	50万	英国	5~6	8	包括非致死性和致死性结局
美国百万退伍军人计划(MVP)	82.5万	美国	13	13	包括非致死性和致死性结局

　　在多个不同人群中准确估计主要危险因素与疾病关联的RR值可能特别有参考价值。人群队列研究不一定要有人群代表性,即使应答率不高,如果研究规模足够大,则主要危险因素的RR值也可以推广到更大范围的人群亚组(Batty et al.,2020;Chen et al.,2020)。不同研究人群之间的异质性很重要,对多个在不同人群中开展的大型研究进行综合分析,可以评估的暴露比任一单个人群研究都要广泛得多。

　　从战略需求的角度出发,我们需要开展前瞻性研究来分析不同人群中常见暴露因素(如吸烟、饮酒、肥胖、血脂、血压和糖尿病等)对健康结局的影响,其结果具有全球性的参考价值。CKB在2004年至2008年期间从中国10个地区(5个农村地区和5个城市地区)招募了约51.2万名年龄在30~79岁的成年研究对象。经过10年的随访,有超过5万人死亡,超过100万次因1 300多种疾病产生的住院事件,其中包括6万多例脑卒中、3万多例癌症和5万多例IHD。除了这些暴露和结局数据,CKB正在或计划开展大规模的遗传学及其他组学检测。在中国开展的前瞻性研究可以为那些在西方人群中难以研究,但具有全球意义的主要非传染性疾病(如不同亚型的脑卒中)的重要危险因素(如饮酒、高血压或高血脂)提供高质量科学证据(Sun et al.,2019;Millwood et al.,2019)。

　　对于某些公共卫生问题,如果在同一人群中进行的观察性研究和孟德尔随机研究结果一致,且同时有在其他人群中进行的RCT荟萃分析结果的支持,因果关联推断的把握就会大大增强,进而可以指导相关的指南及卫生政策制定。例如,图1.13显示了从观察性研究、遗传学研究和RCT荟萃分析中获得的一致关联结果,即低密度脂蛋白胆固醇(LDL-C)降低1 mmol/L,缺血性脑卒中(ischaemic stroke)发生风险就会降低,然而脑出血(intracerebral haemorrhage)的发生风险反而会升高。

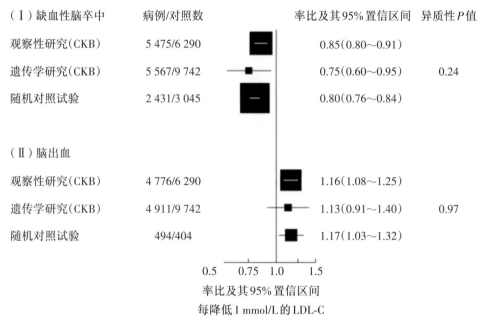

图1.13　在CKB的观察性研究、遗传学研究以及在西方人群中进行的降LDL-C药物治疗RCT中,每降低1 mmol/L的LDL-C相关的缺血性脑卒中和脑出血的发病风险变化情况

注:图中显示的是调整后的率比(Sun et al.,2019)。

❼ 准确报告流行病学研究结果

　　每年都有大量的流行病学研究发表,因此对人群研究结果进行归纳、批判性评价及应用的能力非常重要。流行病学家在报告结果时一般要遵循指南,比如流行病学观察性研究报告规范(STrengthening the Reporting of OBservational studies in Epidemiology,STROBE),其中包括研究设计、研究对象纳入标准、偏倚、混杂因素以及统计分析方法等,极大地提高了流行病学研究报告的质量和准确度(von Elm et al.,2007)。

❽ 小结

　　本章概述了经典流行病学研究和现代生物样本库为基础的人群队列研究在设计、实施过程中的一些重要概念和原理,介绍了各类流行病学研究设计的优势和局限性,并列举了传统流行病学研究和现代大型前瞻性人群队列研究的相关实例。此外,本章还强调了进行超大型人群队列研究的必要性,以及严格控制随机误差、偏倚和混杂的重要性,并概括了进行因果推断的方法。近几十年来前瞻性队列研究取得了突破进展,研究人群的样本量、收集的暴露范围、所研究疾病结局的数量和详细程度均明显增加。高通量组学技术飞速发展,基于生物样本库为基础的大型人群队列研究,可以开展大规模乃至全队列的多组学检测,补充GWAS结果,这将大大提高我们对主要慢性病的病因、预防和治疗措施的认识。但是,以生物样本库为基础的人群队列研究在实践上需要克服巨大挑战,其建立和管理都需进行周密规划措施,并充分考虑各种细节问题,本书在后续章节中会继续对此进行讨论。

(翻译:马钰、包巍、孙秋芬;审校:司佳卉)

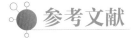

参考文献

Baigent C, Peto R, Gray R, Staplin N, Parish S, Collins R. Large-scale randomized evidence: trials and meta-analyses of trials. Oxford: Oxford University Press; 2020.

Batty GD, Gale CR, Kivimiki M, Deary IJ, Bell S. Comparison of associations in UK Biobank against prospective general population-based studies with conventional response rates: prospective cohort studies and individual-level meta-anlyses. BMJ. 2020;12(368):M131.

Chen Z, Keech A, Collins R, Slavin B, Chen J, Campbell TC, Peto R. Prolonged hepatitis B virus and association between low blood cholesterol concentration and liver cancer. BMJ. 1993; 306: 890-4. https://doi.org/10.1136/bmj.306.6882.890.

Chen Z, Emberson J, Collins R. Strategic need for large prospective studies in different populations. JAMA. 2020; 323:309-10. https://doi.org/10.1001/jama.2019.19736.

Clarke R, Shipley M, Lewington S, Youngman L, Collins R, Marmot M, Peto R. Underestimation of risk associations due to regression dilution in long-term follow-up of perspective studies. Am J Epidemiol. 1999; 150: 341-53.

Collins R, MacMahon S. Reliable assessment of the effects of treatment on mortality and major morbidity, I: clinical trials. Lancet. 2001;357:373-80.

Floud S, Simpson RF, Balkwill A, Brown A, Goodill A, Gallacher J, Sudlow C, Harris P, Hofman A, Parish S, Reeves GK, Green J, Peto R, Beral V. Body mass index, diet, physical activity and the incidence of dementia in 1 million UK women. Neurology. 2020;94(2):e123-32.

Hennekens CH, Buring JE. Epidemiology in medicine. Boston: Little, Brown and Co; 1987.

Keys A. Seven countries: a multivariate analysis of death and coronary heart disease. Cambridge: Harvard University Press; 1980.

Kyu HH, Abate D, Abate KH, Abay SM, Abbafati C, Abbasi N, et al. Global, regional, and national disability-adjusted life-years (DALYs) for 359 diseases and injuries and healthy life expectancy (HALE) for 195 countries and territories, 1990-2017: a systematic analysis for the Global Burden of Disease Study 2017. Lancet. 2018;392(10159):1859-922.

Kirkwood BR, Sterne JAC. Essential medical statistics: Wiley-Blackwell; 2003.

Lawlor DA, Smith GD, Bruckdorfer KR, Kundu D, Ebrahim S. Those confounded vitamins: what can we learn from the differences between observational versus randomised trial evidence? Lancet. 2004;363:1724-7.

Liu B, Floud S, Pirre K, Green J, Peto R. Beral V for the Million Women Study collaborators. Does happiness itself directly affect mortality? The prospective UK Million Women study. Lancet. 2016;387:874-81.

MacMahon S, Peto R, Cutler J, Collins R, Sorlie P, Neaton J, Abbott R, Godwin J, Dyer A, Stamler J. Blood pressure, stroke and coronary heart disease. Part I, prolonged differences in blood pressure: prospective observation studies corrected for regression dilution bias. Lancet. 1990;335:765-74.

Millwood IY, Walters RG, Mei XW, et al. Conventional and genetic evidence on alcohol and vascular disease aetiology: a prospective study of 500 000 men and women in China. Lancet. 2019;393:1831-42.

Ouellette S, Tassé AM. P(3)G -10 years of toolbuilding: from the population biobank to the clinic. Appl Transl Genom. 2014;3:36-40.

Prospective Studies Collaboration. Age-specific relevance of usual blood pressure to vascular mortality: a meta-analysis of individual data for one million adults in 61 prospective studies. Lancet. 2002;360:1903-13.

Smith GD, Ebrahim S. 'Mendelian randomization': can genetic epidemiology contribute to understanding environmental determinants of disease? Int J Epidemiol. 2003;32:1-22.

Sun L, Clarke R, Bennett D, et al. Causal associations of blood lipids with risk of ischemic stroke and intracerebral hemorrhage in Chinese adults. Nat Med. 2019;25:569-74.

Vandenbroucke JP, Broadbent A, Pearce N. Causality and causal inference in epidemiology: the need for a pluralistic approach. Int J Epidemiol. 2016;45:1776-86.

von Elm E, Altman DG, Egger M, Pocock SJ, Gøtzsche PC, Vandenbroucke JP, STROBE Initiative. The Strengthening the Reporting of Observational Studies in Epidemiology (STROBE) statement: guidelines for reporting observational studies. Lancet. 2007;370:1453-7.

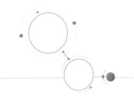

第2章 人群队列研究的设计、实施和管理

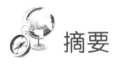 摘要

前瞻性人群队列研究的开展对于可靠地评估疾病的遗传和非遗传因素及其在疾病病因中的复杂相互作用至关重要。与关注特定疾病的病例对照研究不同，前瞻性研究通常从一般人群中招募健康个体作为研究对象，对他们的健康状况进行数年至数十年的监测，以便识别足够数量的多种疾病的新发病例，从而评估与特定暴露之间的关联。由于在随访期间，每年只有一小部分研究对象会罹患某种特定疾病，这类研究通常需要纳入数十万名研究对象，并持续较长时间的随访，以积累足够的病例进行可靠分析。因此，在建立此类人群队列研究之前，需要精细地规划和准备，以确保具有适当的科学、组织和伦理框架。本章介绍了在规划、设计和实施大规模人群前瞻性人群队列研究（包括生物样本的收集和存储）时应考虑的基本原则和实际问题。同时，此类研究的一般原则和方法也适用于不同环境或设计的其他研究（如横断面调查和病例对照研究）。

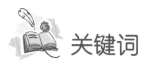 关键词

队列研究；人群队列；研究方案；信息技术；记录链接；数据管理；质量保证；伦理；管理

 缩略词

API	application programming interface	应用程序编程接口
CKB	China Kadoorie Biobank	中国慢性病前瞻性研究
COPD	chronic obstructive pulmonary disease	慢性阻塞性肺病
CT	computed tomography	计算机断层扫描
DNA	deoxyribonucleic acid	脱氧核糖核酸
ECG	electrocardiogram	心电图
EDTA	ethylenediaminetetraacetic acid	乙二胺四乙酸
GDPR	*General Data Protection Regulation*	《通用数据保护条例》
ID	identifier	个人唯一识别码
ISAB	International Scientific Advisory Board	国际科学顾问委员会
IT	information technology	信息技术
MRI	magnetic resonance imaging	磁共振成像
NCDs	non-communicable chronic diseases	慢性非传染性疾病
PI	principal investigator	项目负责人
RNA	ribonucleic acid	核糖核酸
SBP	systolic blood pressure	收缩压
SOP	standard operation procedure	标准操作流程
URS	user requirement specification	用户需求说明

 引言

大型前瞻性人群队列研究对于评估生活方式、环境和遗传因素及其在疾病病因中复杂

的相互作用至关重要。与病例对照研究不同,前瞻性研究中在疾病发生之前收集有关暴露的信息,这将最大限度地减少反向因果偏倚(Hennekens,Buring,1987)。在同一人群中,对暴露于特定危险因素的个体与未暴露者的疾病发病情况进行比较,不仅有助于建立暴露和疾病结局之间的时间顺序,还可以最大程度地减少选择偏倚。前瞻性研究可以同时检验多种不同疾病结局与特定暴露(如吸烟)或多种生化指标、遗传或新型多组学生物标志物(在有储存生物样本的研究中)的关联。然而,前瞻性人群队列研究成本高且耗时长,如何开展长期随访,如何获得可靠健康结局,如何定期收集并更新全部(或随机子集)研究对象的暴露状态,均是挑战。因此,在研究设计阶段,不仅要注重原始研究对象的招募,还应注重对其健康结局的长期随访。除伦理和管理问题外,人群队列研究的规划还应考虑研究设计、数据收集方法,暴露和疾病结局数据的质量保证、研究组织及其日常管理。成功的关键不在于"纸上谈兵"出一个"完美"研究,而是在有限的资源、时间和其他客观条件的限制下,规划实施出一个最合适、可靠且可持续的研究。因此,成功的人群队列研究必须在理论科学和实践艺术之间找到平衡。

❷ 研究计划

为了开展一项前瞻性研究,首先,应制定研究计划中的研究目标和目的,即明确为什么需要进行此类研究。其次,应制定详细的研究方案。研究计划和方案的制定应以全面梳理现有文献证据为指导,并经过专家的广泛研讨,然后进行预调查(pilot study),以确保计划的流程和体系能够实现研究目的。在制订详细的研究计划时,除了伦理和成本方面的影响外,还应谨慎考虑与研究人群的选择、样本量、抽样方法、危险因素暴露和疾病结局评估相关的科学和实际问题(Grimes,Schulz,2002)。

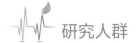 研究人群

根据研究目的、暴露因素和关注的健康结局,研究对象可能会在年龄、性别、职业和其他因素方面有所不同。例如,在探究使用避孕药的长期健康影响的研究中,应将绝经前妇女作为研究对象;而在评估产前因素对儿童健康及发育的影响中,应将新生儿纳入出生队列;但对于慢性非传染性疾病(NCDs)病因的前瞻性研究,招募中年男性和女性则更为合适。在确定研究对象的具体选择标准时,应充分考虑危险因素的暴露水平、健康状况、预期的未来疾病发病率、招募的难易程度以及随着时间的推移可能会出现的人口流动。例如,与40~50年前的情况相比,现在招募英国医生来研究吸烟的健康影响是不合适的,因为目前几乎没有医生吸烟。同样,年轻人(如年龄<35岁)可能不适于纳入前瞻性研究,因为他们难以招募,难以长期随访,且患NCDs的近期风险非常低。另一方面,纳入老年人(如>75岁)可能也不合适,老年人可能已经存在许多健康问题,而这些问题可能极大地扭曲危险因素的暴露评估[如现患的疾病导致的低体质指数(BMI),当前使用他汀类药物导致的血浆低密度脂蛋白胆

固醇(LDL-C)水平降低],造成暴露与疾病的误导性关联。根据上述原因,大多数前瞻性研究倾向于选择中年人(如35~70岁),因为他们相对健康,居住地稳定,并且在短期内患NCDs的风险相对较高。

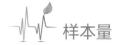 样本量

每项研究都应具有足够的统计效能(statistical power),确保对提出的研究问题做出可靠的回答。在研究具有可行性,并且数据收集质量和长期随访完整性有保证的前提条件下,通常认为前瞻性研究的样本量越大越好。所需样本量可以使用在线统计程序简便估算,这些程序同时考虑了统计因素(如拟开展研究的统计效能、暴露的预期效应值大小、统计显著性水平)和其他因素(如暴露率、失访率、终点事件发生率)。然而,样本量估计在涉及多种不同暴露和多种不同疾病的前瞻性研究中仅具有提示意义。此外,上述理论估计并没有考虑到决定样本量的最重要因素之一,即能够获得的资金支持。从理论上讲,研究设计会影响成本,但实际需要反向考虑如何在现有的资源下实现样本量最大化。所有研究均需要在样本量和拟收集数据的复杂性之间进行权衡。开展过于复杂(如包含过多的研究问题或测量)的研究往往以减小样本量为代价。即使是纳入50万名研究对象的大型前瞻性研究,如英国生物银行研究(UK Biobank)(Sudlow et al.,2015)或中国慢性病前瞻性研究(CKB)(Chen et al.,2011),可能仍不足以研究罕见病(或其他不太常见的疾病),或无法在特定人群亚组(如按年龄或其他暴露水平分组)中可靠地量化暴露对常见疾病的影响。为了积累足够多的疾病病例,通常需要对单个研究进行长期随访,并争取将来自多个类似研究中的结果通过荟萃分析进行合并。

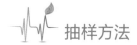 抽样方法

在某些流行病学研究中(如对危险因素暴露率的横断面调查),可能希望所选择的研究人群能够代表一般或目标人群,在这种情况下,通常需要随机抽样(random sampling)以确保该人群中的所有成员有同等的机会被选中,并且不存在系统性的无应答(non-response)。然而,在前瞻性研究中,这种方法可能既不可行也不必要,使用随机抽样方法将大大增加组织和对疾病结局进行长期随访的成本及复杂性。在非代表性队列的前瞻性研究中,纳入危险因素暴露水平具有异质性的个体,仍可以得到关于特定危险因素与疾病结局之间关联的可靠证据,且这些证据具有广泛的普适性(Chen et al.,2020a, 2020b)。例如,始于1951年的英国医生研究(British Doctors Study),在五十余年间对吸烟习惯进行定期调查(每十年),结果表明吸烟是肺癌和其他20多种疾病的主要原因,这些发现不仅适用于医生,还适用于全人群(Doll et al., 2004)。

在前瞻性研究中,通常选择特定人群或一般人群的子群体(如医生、护士和公务员)作为目标人群,以最大化应答率(response rate)并将失访(loss to follow-up)降低至最低。根据计划的样本量和预期的应答率,通常邀请某一地区或社区内的全部或部分目标人群参与研究。在涉及多个区域或地区的大型前瞻性研究中,研究地点的选择还应考虑地理位置、主要疾病

流行水平、主要危险因素暴露情况、经济发展水平和预计的人口流动性,以及当地基础设施(包括现有死亡或疾病报告系统的质量、样本运输的快递服务的可用性)和长期参与项目的意愿。由于研究对象参与研究通常出于自愿,且受邀的个人中将有一部分人因各种原因不会做出回应,因此有必要估算应答率并在无应答者的随机子集中调查不参与原因,以便可靠地评估其对研究计划、未来数据分析和研究发现的外推性(generalizability)的影响。

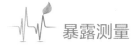 暴露测量

由于研究目的、不同暴露对不同疾病的预期重要性和相关性、研究可及资源的差异,前瞻性研究中评估的危险因素暴露和潜在的混杂因素的类型和范围可能有所不同。在NCDs的病因学研究中,通常会涵盖以下几个方面:(1)人口和社会经济因素(如年龄、性别、婚姻状况、受教育程度和收入);(2)生活方式因素(如饮食、吸烟、饮酒和体力活动);(3)生育状况(如初潮年龄、胎次和母乳喂养);(4)职业或环境因素(如室内和环境空气污染暴露);(5)身体和生化特征(如身高、体重、肺功能、握力、血压、肝肾功能、血脂和血糖水平);(6)个人疾病史、家族史和某些药物的使用(如降压治疗、降脂治疗和绝经后妇女的激素替代治疗);(7)睡眠、认知和心理状态;(8)遗传因素。为确保数据质量和完整性,除了生物样本的收集、储存和实验室分析之外,通常还应使用设计合理的调查问卷和安排细致的体格检查(physical measurements)来收集有关危险因素暴露的信息。

 问卷

研究问卷是用于收集所有研究对象暴露相关信息的关键记录。不同的人群队列研究可能有不同的研究兴趣,因此通常需要针对研究设计特定的问卷。问卷可以是自填式的,也可以是访谈式的。自填式调查问卷具有成本效益,不易产生调查偏倚,可能更适合收集关于敏感问题(如性行为或财务状况)的信息,并且可以通过邮寄或互联网发放。但是,该方式的无应答率可能很高,对某些问题的回答可能不完整。此外,在文盲率较高的人群中,使用自填式问卷可能不太可行。根据研究人群、调查流程和所包含的问题,这两种方法有时可以在同一研究中结合使用(如英国生物银行研究),以收集不同类型问题的数据。

为确保一致性并便于将来的数据分析,每个问题应尽可能采用封闭式回答(有关数量的问题除外,如抽烟的数量),即为受访者提供一系列预设的答案选项。尽管涉及非数字文本信息的开放式问题可以获得更详细的回答,但是答案可能具有很大的差异,从而需要更多的精力来提取和编码相关信息以进行数据分析。这样的开放式问题在初步的预调查中可能有助于选择和完善预设的答案选项清单。对于封闭式回答相应的问题,预设答案清单中应包括所有可能的选项。对于某些问题(如出生体重或童年时期的暴露),研究对象可能出于各种原因而不知晓答案,应该将这类情况(如通过输入符号"#"或选择类别"不知道")与缺失值(即未回答)区分开来。每个问题都应该简单、符合实际且措辞恰当,以避免任何歧义。此外,它应涵盖一个维度的信息,并提供全面且互斥的答案选项。而且,问题的表述应该保持中立,不影响研究对象的作答。

通常,研究问卷倾向包含过多问题,这可能会大大增加成本并降低研究对象的依从性。

问卷中收集的信息应基于并限于研究目的。然而,对于研究目的非常宽泛的前瞻性研究,需要在计划阶段就制定某些标准来优先选择问卷问题,如:(1)关于暴露与疾病关联假设的证据的预期强度;(2)人群中的预期患病率(如至少15%);(3)相关状况对特定人群的公共卫生重要性;(4)可能成为混杂或偏倚来源的因素的重要性;(5)问卷调查方法的信度和效度;(6)有关因素的其他信息来源(如医疗病历、体格检查)的可获得性。尽可能参考经其他研究使用验证过的问卷,对多个问题进行采纳或者调整。在正式调查之前,应在预调查中对问卷进行测试,以评估每个问题的可行性、可理解性和可接受性,以及完成每个问题所需的时间和应答率。

如果条件允许,应优先使用计算机直接输入数据(电子化问卷调查),而不是传统的纸质问卷。这不仅可以简化培训和提高数据收集过程的效率(如避免打印、运输和存储问卷以及手动输入数据),还可以实现内部质量(如避免缺失值)和一致性检查、自动编码、即时访问(便于持续的中央监控和审查),以及快速发布数据(出于研究目的)(表2.1)。

表2.1 电子化问卷调查与纸质问卷调查对比

	电子化问卷调查	纸质问卷调查
技术支持	复杂	简单
初始成本	高	低
发放速率	慢	快
调查员培训	易	难
使用难度	易	难
灵活性(如生成子表格)	高	低
质量控制	易	难
数据质量	好	差
数据发布	快	慢

体格检查

随着技术的迅速发展,前瞻性研究可以考虑收集的体格检查数据非常广泛。它们有助于改善对多种疾病病因的了解(如血压、BMI、生物阻抗)、风险预测(如手握力、肺功能)和早期诊断(如ECG、骨密度、肝纤维扫描、颈动脉内膜中层厚度和斑块以及CT和MRI扫描)。它们还可以对某些危险因素暴露进行更客观和连续的评估,如使用可穿戴的加速度计(accelerometer)对身体活动和睡眠模式进行客观测量。此外,鉴于存在许多可能的选择,体格检查的选择应基于研究目的,并仔细考虑它们的科学价值、与特定身体状况的相关性、数据收集的可靠性以及资源可及性。

对于特定测量指标,除了测量范围和设备型号外,还需考虑某些实际问题,如测量所需时间、设备的大小和可移动性、操作简便性、测试所需的环境(如私密空间VS开放空间),以及可能给研究对象造成的任何不适。至于涉及的成本问题,除了最初的采购成本外,还应考虑后续相关成本,包括对操作人员的要求(如技术人员VS临床专家)、服务合同和所需耗材。对于每项测量,构建质量保证框架(quality assurance framework)来确保数据的质量和完整性至关重要,包括维护、校准、培训、监控和将数据传输到IT系统。具体而言,应由项目现场的计算机通过应用程序编程接口(API)来管理(或控制)每个设备的操作。API可以由设备制造商提供和/或由研究团队在制造商的技术支持下专门开发,从而实现直接输入某些个人信息(如研究ID)便可以链接到测量数据,并将数据即时从设备传输到项目计算机(请参阅第7章)。

生物样本的收集

在前瞻性研究中,由收集的生物样本可以得到许多有关疾病的病因、预防、早诊早治的关键信息。根据研究目的,生物样本的采集可来源于研究对象(如血液、尿液、唾液/腮腺细胞、粪便、头发和指甲、胎盘组织、脐带血、母乳)及其生活环境(如空气、水、土壤)。一般而言,样本收集和涉及流程的目的应该是作为"面向未来的证据",即鉴于目前的知识和可用资源,设想在未来可能允许进行分析范围最为广泛的检测。如表2.2所述的原因,在任何前瞻性研究中均应优先考虑收集血液和尿液样本。其他类型的样本可能允许测量某些血液或尿液未涵盖的因素(如用于评估环境重金属暴露水平的头发和指甲样本,以及用于分析肠道微生物组的粪便样本)。但是,这些样本可能难以收集和处理(如粪便),并且可能无法准确反映个体暴露水平(如环境空气污染),也会增加收集、处理、运输和长期存储等大量的额外成本。

表2.2 在人群队列研究中收集血液和尿液样本的基本原因

样本类型	考 虑 的 原 因
血液	◇ 各种组分:血浆、血清、白细胞、红细胞、外周血淋巴细胞 ◇ 广泛的生物分子:DNA、RNA、蛋白质、小分子 ◇ 广泛的生理功能:基因组、蛋白质组和代谢组,血液学参数 ◇ 适用于各种检测技术 ◇ 易于收集且成本低
尿液	◇ 广泛的生物分子:蛋白质、分析物(包括药物) ◇ 广泛的生理功能:蛋白质组和代谢组(包括肠道微生物组) ◇ 适用于多种检测技术 ◇ 易于收集且成本低

为了采集血液和尿液样本,需要准备含有不同稳定剂和添加剂的各种采集管。在计划样本收集和规划未来可能的检测时,需谨慎选定此类试管中的稳定剂和抗凝剂,如特定检测方法推荐使用某些抗凝剂,而其他检测则禁用该类抗凝剂(Elliott,Peakman,2008)。例如,用含EDTA的试管收集的血液样本具有最佳的DNA量,因此非常适合基于DNA的测定,但由于离子的螯合作用,可能不适用于钾、钙、镁和锌的测定。同样,基于肝素抗凝的血液会影响T细胞增殖的测定,且肝素会结合许多蛋白质。在大多数情况下,添加剂的选择是一个折中方案。如果必须做出选择,则认为EDTA抗凝管是最佳的,因为它可以使用传统和新型的多组学检测平台有效地检测遗传标记(使用含DNA的白膜层)和多种生物标志物(使用红细胞和血浆)。根据现有资源、需立即检测或未来计划检测的类型以及长期存储设施,应仔细规

划要从每个研究对象采集的样本体积。许多现代组学测定平台仅需要少量的样本(约100 μL血浆)即可同时测定数百种甚至数千种非遗传生物标志物。同样,在10 mL EDTA血液样本中的白膜层可以产生足够的纯化DNA,以进行包括全基因组测序在内的一系列遗传测序。

样本采集管应正确贴上条形码,以链接到研究对象的原始研究ID。在调查室或调查诊所收集的样本应保持冷藏(通常在4 ℃),并尽快(最好在12小时内)运输到当地实验室或者中央实验室进行样本处理。血样在离心后可以被分为不同的组分(如血浆、红细胞、白细胞"白膜层"),通常可以手动或使用自动工作站将其分装到多个小储存管中,以便于长期冷冻保存。在整个过程中,样本溯源及识别的可靠性至关重要,这通常需要强大的IT和质量保证系统的支持(请参阅第4章和第7章)。

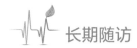 ## 长期随访

前瞻性研究的价值不仅取决于其从大量个体中获得详细的基线数据和样本的能力,还取决于对其健康状况(包括死亡、发病)、生活方式的改变以及其他暴露因素进行详细的随访。

定期重复调查

在初始基线调查中测得的暴露因素会受到测量误差、生物学变异以及长期变化的影响,在评估此类暴露与多年后或数十年后发生的疾病结局之间的关联时可能会导致"回归稀释偏倚(regression dilution bias)"(Clarke et al.,1999)。由于回归稀释偏倚的存在,这些危险因素的长期"一般"水平与疾病结局的关联强度会被严重低估,但可以通过估计研究对象内部变异的程度来校正,通常通过每几年随机抽取存活研究对象进行定期重复调查实现。在只有几千名研究对象的小型研究中,有可能对所有存活的研究对象进行重复调查。在涉及数十万名研究对象的大型研究中,仅可能随机抽取5%~10%仍存活的研究对象进行定期重复调查。

除重复收集与基线相同的数据外,还可以考虑增加新的内容以解决未来的研究问题,包括新的问卷问题、新样本、可行的新测量或对某些暴露因素测量的改进(如使用加速度计对身体活动和睡眠模式进行客观测量)。如果大部分研究人群可以上网,则可以更频繁地重复进行某些问卷调查(如饮食或认知评估),并使所有或大部分研究对象都参与进来。为了最大程度地减少选择偏倚,应尽一切努力提高应答率。在第一次重复调查之后,后续的重复调查可以尽可能地选择曾参与过重复调查的人,以更可靠地评估主要暴露因素的时间趋势和随年龄的增加而出现的变化。

疾病结局

死因别死亡是前瞻性研究中使用最广泛的健康结局,应予以优先考虑。在可行的情况下,考虑其他健康结局(如疾病发病、住院)也很重要,这将大大增加可以研究的疾病范围(如非致死性疾病),并且提高研究的效能和疾病诊断的准确性。这也可能有助于对常规前瞻性研究不可行的领域进行研究,如自然史和特定疾病的管理(Chen et al.,2020b)。有关健康结局的信息可以通过重新调查研究对象而获得,即主动随访(active follow-up),这在许多既往

的前瞻性研究中已得到广泛使用。尽管此方法可以获得某些可能无法在记录链接数据(record linkage data)中很好地体现出来的健康信息,包括重复测量的暴露信息,但应答率可能较低(通常<70%),而成本却可能很高,在有定期随访的大型研究中尤甚。此外,直接从研究对象获取的有关疾病诊断的信息通常较不完整且不可靠。获取健康结局数据最高效、最可靠的方法是通过被动随访(passive follow-up),即链接至可用的数据集(包括死因登记、癌症登记、医疗保险理赔数据库或初级卫生保健记录)。在某些人群中,也有可能使用医院的组织存储库(tissue repositories)链接到组织病理学记录(histopathological records)。使用某些匹配算法或在基线调查时收集到的个人唯一识别码(identification numbers)可以实现电子化链接,这将使整个队列的随访具有成本效益(cost-effective)且及时(请参阅第5章)。

为了促进随访的顺利进行并最大程度地减少研究对象在随访过程中可能出现的失访,应在计划阶段精心选择研究区域,以确保当地的人口相对稳定且可用的诊疗记录系统完备。在尚未建立死亡和疾病登记系统的地区,在开展正式研究之前,应仔细计划并进行预调查检验替代性的随访策略是否可行。此外,所有纳入个体均应是当地的常住居民,在调查过程中应详细记录其个人信息(如身份证号码、电话号码和电子邮件地址)并履行保密义务。一旦招募,对研究对象的健康结局随访应立即开始,而不必等到整个基线调查全部完成,因为基线调查可能要花几年时间才能完成。为了确保随访的完整性和疾病诊断的可靠性,有必要对从不同来源收集的结局数据进行交叉验证。此外,对于某些主要的健康结局(如脑卒中、癌症、COPD),还需要进行独立调查,即通过提取和查阅医疗病历来验证所报告的疾病诊断并确认其疾病亚型(参阅第6章)。

❸ 伦理和法律要求

在大多数国家,以生物样本库为基础的人群队列研究需要获得相关机构或其他组织正式的伦理批准。越来越多的伦理委员会不仅会审查同意流程和相关文件,以及与数据保护和保密性有关的问题,而且还会考虑提议的研究设计的有效性(如样本量和选择偏倚)。一般而言,有四个关注的方面:(1)与数据收集和存储相关的法律规定,尤其是当它们可能伴有某些风险或与遗传和医学信息有关时;(2)研究对象提供给研究的数据的保密性;(3)通过其他来源访问研究人群的数据,特别是他们的医疗病历;(4)与其他研究人员共享研究数据。有特定的法律和伦理要求研究者保护和维护所收集数据的保密性,这些要求相当复杂,而其重要性在流行病学研究中日益凸显。应根据相关国家机构发布的官方指南[如英国1998年《数据保护法》、2004年《人体组织法》和2018年欧盟《通用数据保护条例》(GDPR)]慎重考虑总体框架。这些指南提供了法律框架和一系列"原则",研究调查者必须严格遵守这些准则。

知情同意(informed consent)对于所有涉及人类受试者的研究都是必要的,这既保护研究对象也保护研究本身。在大多数国家和地区,出于多种原因,前瞻性研究必须获得研究对象的书面同意。其中包括:(1)研究过程中可能涉及的风险;(2)进行的检查(如超声或CT

扫描)可能发现以前未被识别的疾病状况,可能需要进一步干预;(3)需要从第三方获取信息(如医疗病历);(4)需要长期存储生物样本以供尚未指定的未来研究用途;(5)保护研究所收集的个人信息。显然,大多数人参与研究是出于无私地支持学术研究的目的。研究机构和项目负责人对妥善保管和使用从研究对象那里收集的生物样本和数据承担法律责任。关于生物样本的使用,知情同意的范围(即狭窄或广泛)可能会因研究目标和当地法规而异。知情同意的范围应尽可能保持广泛,能够作为未来研究的法律依据,以最大程度地发挥所收集样本的价值。

为了推动正式的知情同意流程,研究手册或邀请函应清晰、准确和完整地提供关于研究的内容。通常,它们应涵盖以下几点:(1)明确声明该研究是出于科学研究目的,并且基于自愿原则参与项目,不参与不会对研究对象造成任何不利影响;(2)研究的确切性质,包括研究目的、组织、获得的官方批准、所涉及的程序以及研究可能产生的任何潜在风险;(3)指出他们为何被选中(如随机选择),他们是否会获得测试结果以及研究将持续多长时间;(4)声明即使研究对象同意参与研究,他们也可以选择退出某些项目(如不提供生物样本),并且可以在不用说明具体理由的情况下随时退出(不鼓励在参与研究之前表达了这种意愿的对象参与研究);(5)明确说明将如何保护和使用研究对象提供的个人信息和数据。研究对象签署的正式知情同意书应包含一份明确的声明,表明研究对象已知晓全部信息,并有机会提出或与工作人员讨论任何问题。对于那些可能需要研究对象特别的知情同意的数据和样本收集项目,知情同意书还应列出单独的清单。对于偶然发现的、以前未认识到的情况,需采取的措施将取决于问题的性质和严重程度、自然史以及任何有效干预措施的可得性。在某些情况下,可能需要将信息反馈给研究对象的医生,以进行进一步的咨询和检查。

④ 研究方案

一旦制订了研究计划,应将其记录为书面方案(written protocol),以对研究的开展和日常运行提供总体指导。方案应描述研究的基本原理、主要目标和使用的方法,并应描述研究的各个基本组成部分:从研究对象的纳入排除标准、样本量和抽样方案,到数据收集和随访的类型和方法,以及研究组织、伦理、预算和管理。该方案也是研究提案的重要组成部分,用于申请资金、从相关部门和监管机构获得必要的伦理批准。

研究方案应在对现有文献进行细致而详尽的审查,并与该领域的同事、合作者和专家进行适当磋商后制定。如有必要,应进行预调查以测试和完善研究设计、详细工作计划和数据收集工具(如问卷)。一旦研究方案被制定并获得批准,并且研究已经开始执行,应严格遵守,任何后续更改均应保持在最低限度,并仔细记录文件编号和发布日期。一般来说,前瞻性研究的研究方案应包括以下方面:(1)标题;(2)项目摘要;(3)理论基础和背景;(4)研究目的和目标;(5)研究设计和计划,包括研究人群、样本量、招募、数据和样本收集以及后续随访;(6)数据管理和统计分析;(7)研究组织;(8)伦理和管理;(9)预算和时间表。为了帮助制定研究方案、操作流程和质量保证框架,应建立具有共同目标和统筹协调的各个工作组。

❺ IT基础框架和系统

　　IT支持是一项人群队列研究取得成功的最重要基石之一。鉴于人群队列研究的高度专业性,不太可能有许多现成的软件包可用于支持特定的研究。因此,需要开发一系列定制的IT系统来管理研究活动的所有方面。IT系统不仅应涵盖数据收集(如问卷访谈、体格检查和样本收集),还应涵盖员工、数据、资产和耗材的管理以及质量控制和研究监控。IT系统的成功开发和实施将有助于确保和维护不同时间、不同调查室和不同人员的数据收集的一致性、可追溯性、及时性和质量,同时减少成本和项目人员不必要的工作量。例如,许多体格检查设备需要定期校准和维护。可以将各种时间安排嵌入IT系统,该系统可以自动监控特定设备的使用或性能,并根据预定规则发送请求(如完成的测试次数、随时间变化的一致性),而不再依赖于研究人员的记忆。同样,用于数据收集的IT系统也可以纳入特定功能以促进监控和质量控制。例如,基于笔记本电脑的问卷可以具有录音功能,能够记录全部或部分访谈,并可以对其进行集中审阅和检查。

　　根据资源、当地能力、技术需求和时间安排的不同,研究IT系统可以内部开发(即直接雇用IT开发人员),也可以外包(即委托其他组织进行开发,一般是商业组织)。每种方法都有其优势和局限性。尽管内部开发最初的成本可能更高并且所花费时间更长,但从维护、升级、质量控制和系统集成的简便性和成本来看,内部开发的长期收益将远超最初的不足,这也是CKB采用的开发模式。无论开发方式如何,都应遵循IT行业标准的开发程序和方法论(见图2.1),包括准备详细的用户需求说明(URS)文件以及进行正式的测试。在整个开发周期中,研究人员应深入参与定义和明确需求和功能,包括为每个系统准备URS(见第7章)。

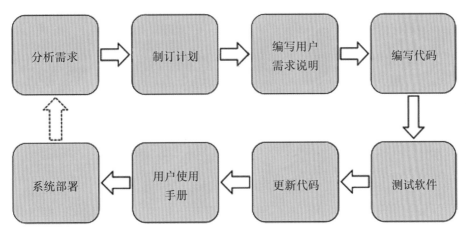

🔮 图2.1　人群队列研究中开发IT软件的标准流程

　　在人群队列研究中可能考虑使用不同的IT硬件设备,包括手机、台式计算机、笔记本电脑、平板电脑、服务器,甚至是基于云的超级计算和存储设备。在同一研究中,经常需要使用不同类型的IT设备以满足不同的需求和环境。在规划和开发研究项目的IT基础结构时,除了硬件和软件外,还应仔细考虑其他因素,包括互联网连接、防火墙、数据大小、规章以及当地IT支持人员。根据研究需求和实际情况,国家和地区研究中心的IT基础设施配备可能非常不同(见图2.2和第7章)。

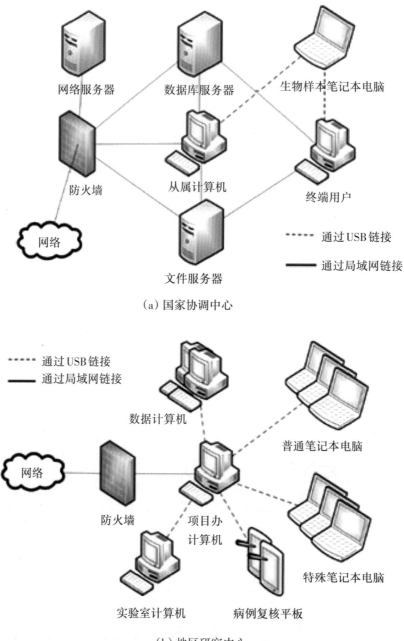

(a)国家协调中心

(b)地区研究中心

图2.2 CKB国家和地区研究中心的IT网络和基础架构

⑥ 质量保证框架

质量保证(quality assurance)是指为确保及提高研究的质量、完整性和伦理标准而采取必要的计划、政策、培训、流程和行动。鉴于前瞻性人群队列研究的复杂性和持续时间较长,应制定质量保证框架,以提供循证的、稳健的、协调的并且具有成本效益的质量保证方法。它应贯穿研究的各个阶段,从规划和设计,到制定操作流程、培训和现场工作,再到监控和改进(见图2.3)。除研究设计、培训和开发稳健的系统和流程之外,还应特别注意研究操作规程、监控和数据管理。在可能的情况下,应整合IT系统以促进该过程的实现。

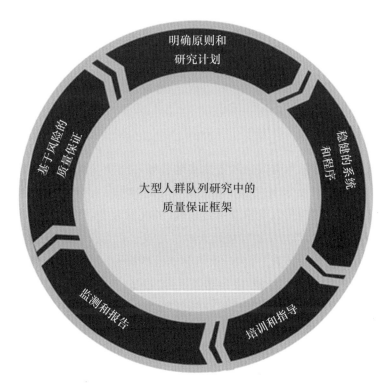

图2.3 大型人群队列研究质量保证框架图

 预调查和操作规程

在启动正式研究之前,进行一些预调查至关重要,不仅要测试问卷、体格检查记录方法和IT系统,还要评估招募策略、员工需求、培训要求、实际流程、物流运输,以及评估日程安排和协调。此外,为了保证以统一的、一致的、标准化的方法进行高质量的研究,应制定标准操作流程(SOP)为研究者提供详细和具体的指导。SOP应涵盖数据收集(如访谈、体格检查和样本收集)、数据管理、物流(如耗材供应、样本运输)和组织(如员工培训、调查室)等方面。所有研究仪器和设备均应妥善记录在中央库中,并根据制造商建议的时间表定期校准和维护。

 ## 数据和信息管理

除收集数据外,还应制定特定程序、IT系统和数据管理计划,以管理数据传输、处理、整合、访问和使用,确保在整个研究过程中可以有效地维护数据的安全性、保密性、可追溯性、一致性和完整性。所有数据库均应得到安全存储和处理,不同研究地点应设置不同级别的访问权限,并将个人详细信息与为研究目的收集的任何研究数据作适当分离。应当建立一个具有定期和全面备份和变更日志的中央数据存储库(见第8章),并谨慎且安全地处理研究中任何淘汰的IT设备。在处理设备之前,所有机密信息应被安全删除并物理销毁。应制作所有数据(如在调查用的笔记本电脑、办公室台式计算机或服务器中)的镜像副本,并存储在中央数据存储库中,以供将来的审核。应记录设备和数据销毁情况,以供将来参考。

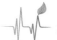 ## 研究监测

协调中心应通过计算机审查数据和定期实地督导相结合,进行常态化研究监测。电子化数据审查应关注招募率、数据或生物学样本缺失、数据质量(如异常值数量、两次测量之间的差异)、访问和样本处理时间以及调查室的表现(如耗材浪费、设备维护和校准)。在每个调查点和不同调查员之间,当持续的现场调查积累完成了相当数量的研究对象后,应该谨慎地对收集到的数据进行统计核查。例如,通过分析检测指标(如身高、血压)随时间、跨调查室及在不同调查员中的分布和某些危险暴露因素(如吸烟)的流行率,从而发现任何异常值、不一致性或潜在的不实数据。长期随访也应沿袭类似的监测(见第5章)。在持续审查数据期间发现的任何问题,应通过电话会议或研究协调中心的工作人员进行现场考察来跟进。图2.4展示了CKB中站立身高和收缩压(SBP)的常规统计监测结果,前者的测量值表现出随时间变化的一致性,而后者则没有这样的一致性。进一步调查发现,在所有十个研究地区中SBP均存在明显的季节性变化,其主要由环境温度变化驱动,而并不是数据质量问题。这些发现具有重要的公共卫生意义和临床意义,相关的研究论文已经正式发表(Lewington et al., 2012;Yang et al.,2015)。

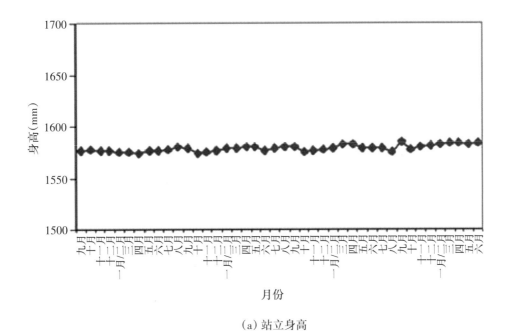

（a）站立身高

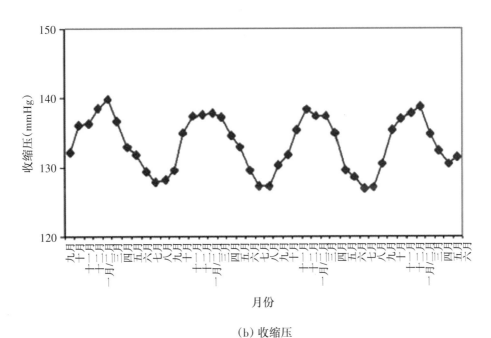

（b）收缩压

🔌 **图2.4 CKB中站立身高和收缩压的统计核查**

研究调查室

在前瞻性研究中,通常需要设立研究调查室(assessment centres),以招募大量当地社区的研究对象。根据要求,调查室可以设在已建立的诊所、提供服务的商业办公场所或当地公共场所(如学校、村委会)中。无论选择哪种类型的调查室,其所在的地理位置应交通方便,为当地居民所熟知,并具备基本的服务设施(如洗手间、电和水)。鉴于预估的应答率和每日招募率,各个调查室所覆盖的区域应能够在特定时间段(如2~4个月)内招募足够数量符合条件的潜在研究对象。

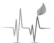 研究调查室配置

为确保每个调查室的配置能满足研究需求,应制定标准要求规范,包括可能的平面布局和调查流程(如足够的电源插座、互联网连接、小型服务器所需的安全空间、安静的房间)。不同评估工作站的布置应仔细规划,以有效地缩短瓶颈流程的时长,并尽可能以适当的顺序进行某些测量(例如,在测量肺功能之前测量血压,因为测量肺功能需要用力吹气,可能导致血压升高)。对于问卷调查或可能耗时更长的某些体格检查,有必要设置多个站点以缩短可能的等待时间。在无法保证稳定电源供应的地区,还需备有移动发电机。研究调查室的设备规格应根据研究计划制定。应为并行运行的每个中心采购一套设备,并对其进行盘点和定期维护与校准。此外,还应在调查室或现场配置备用设备以防意外故障。应仔细监控每个运行调查室的耗材使用情况,在当地还应储备少量库存以补充超出预期的需求,主要供应由研究协调中心统一管理。

现场调查团队和培训

应根据研究计划、计划的招募率、工作站的数量、预期的工作量和每个工作站所花费的时间,对现场调查团队进行适当的组织和人员配备。其中设队长一人,负责现场工作的总协调并直接向研究协调中心报告。对于每个职位,都应详细考虑工作描述和要求,包括资质、相关技能和经验。所有招募的调查员都应接受适当的培训,不仅包括正式讲座,还包括实践培训、测试和模拟数据收集("试运行")。某些员工还应接受双重岗位的培训作为备用,以免因人员临时变动(如休假、生病等)影响现场调查的顺利开展。完成正式培训后,应立即开始现场工作,最初可能以一半的调查容纳量运行,使调查员熟悉这些流程。指导委员会的高级成员和研究协调中心应对现场工作的初始阶段予以监督和支持,并每日召开复盘会议,讨论未解决的问题和需进一步改进的问题。在整个研究期间,从事现场招募工作的人员应得到相应的指导。

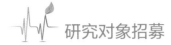

研究对象招募

在可行的情况下,应事先通过国家或当地的人口登记册(如全国卫生服务或公安记录)确定合格的研究对象。正式邀请函可以在中央项目办或在当地生成,然后通过邮寄或由当地工作人员或社区负责人人工发出。为提高知晓度和参与率,可能需要进行宣传和社会动员工作,包括大众媒体和社区宣传。在邀请时,应给潜在的研究对象一个临时预约证明,明确说明他们应带到调查室的必需文件(如预约卡、身份证)。到达调查室时,研究对象首先需要签署正式的知情同意书,然后才能进行一系列的评估。每名同意参与的研究对象会被分配一个唯一的研究ID编码(图2.5),该编码会安全地链接其个人详细信息、研究和样本数据。研究ID编码通常以条形码的形式印刷在同意书上,或存储在研究调查室分配给每个研究对象的USB存储密钥中。在每个调查项目的站点,通常通过扫描条形码阅读器,核查比对该研究ID在数据库中已有的信息,确认当前研究对象是我们要调查的研究对象,以确保所收集数据的链接和整合可靠。在评估结束时,研究对象会获得一份包含所有测量结果的正式报告,可凭此向调查室有资质的医师咨询(见第3章)。

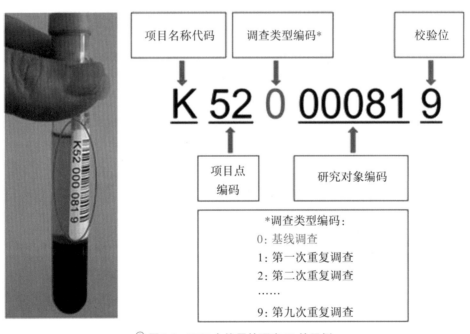

图 2.5　CKB 中使用的研究 ID 的示例

❽ 中央生物样本库基础设施

为确保生物样本的长期安全,所收集的生物样本应集中存储,最好是异地平行的集中存储。存储温度可能会依材料本身、其"稳定性"和预期存储时间而有所不同(ISBER,2008;Elliott,Peakman,2008)。理想情况下,大多数样本(如血浆、血清、白膜层、尿液、外周血循环细胞)应存储在纯水重结晶温度(-130 ℃)以下,因此液氮罐(蒸汽面或液体面)将是首选。对于基本相同的一组样本,可以在较高的温度下短期存储,如-80 ℃的冰柜。基因组DNA,尤其是扩增后的DNA,应保存在-20 ℃。中心样本存储设施应由受过培训的工作人员管理,配备适当的报警系统、备用电力和发电机,并应定期进行测试。此外,所有入库或取出的样本都应使用样本管理系统仔细记录和追踪(见第4章)。对于涉及数百万份分装样本(aliquots)的以生物样本库为基础的大型人群队列研究,需要安装全自动样本存储和管理系统,该系统已经成功应用于英国生物银行研究(图2.6)。

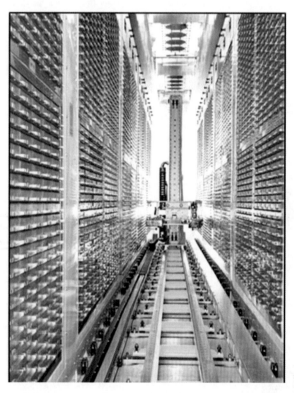

图2.6 英国生物银行研究中的自动化样本存储和管理系统(图片经许可使用,Peakman,Elliott,2010)

⑨ 研究组织和监督

在制订详细的研究方案、运行计划和质量保证框架后,应严格遵循科学性进行研究,以确保研究方案得到执行,并按照既定程序和伦理标准进行研究。此外,应维护所有详细数据和信息并适当记录,且不同时间下、不同研究人员应该以一致的方式收集数据。为实现这些目标,有效的研究组织、监督和管理至关重要。

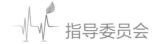 指导委员会

指导委员会(Steering Committee)负责整项研究的全面领导和管理。它为研究方案的制定提供科学意见,并对项目的方向和科学目标提供指导。此外,委员会还将监督项目的运行,包括研究对象的招募、样本收集、处理和存档策略、制定研究对象健康结局的长期随访方法、审查和批准研究预算和制定筹款方案。此外,指导委员会将审查并批准研究管理和其他政策文件、外部合作项目以及国际科学咨询委员会(ISAB)的成员资格。

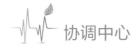 协调中心

根据研究计划、组织架构以及调查地区和地点的数量,可能需要设立单独的中央和区域协调中心来协调、组织研究。对于这两个中心,应适当配备足够的空间和员工,并明确定义角色和运营结构。一般来说,中央协调中心将负责研究计划、获得伦理和法规批准、开发SOP和计算机软件、组织培训和合作者会议、购买研究设备和设施、准备并向调查地点分发研究材料(如宣传单、样本收集工具包)、数据和生物样本的管理和存储、监控和审核研究进展、预算和合同管理、回复技术、医疗和行政咨询,以及准备向资助者和指导委员会进行进度汇报。

每个调查地点的区域协调办公室主要负责现场调查的顺利进行。这应包括获得当地批准、确定研究地点和研究对象、建立调查团队和调查室、组织现场调查、处理和运输生物样本,以及处理研究对象可能提出的任何询问。如果需要在当地对疾病结局进行长期随访,则区域协调办公室还应负责随访权限的获批,与当地政府部门对接获取医疗记录的合同事宜和相关成本问题,以及落实结局的链接、疾病诊断的审核和复核工作等。

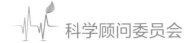 科学顾问委员会

对于具有非常广泛目标的大型前瞻性研究,有必要建立国际科学咨询委员会(ISAB)。它可以向项目负责人(PI)和指导委员会提供关于科学方向、长期策略和运行的建议;还可以根据既定的目标核验项目当前的进展和成就,并审查未来计划,以及就筹资活动和待开展的研究项目的优先级提供建议。

对于每个委员会或董事会,应制定正式章程详细地定义角色、职责、活动范围、任职期限、时间安排和任命程序。此外,如果该研究最初是作为涉及多个研究所和资助者的国家资源而建立的,则可能需要其他高层管理机构或理事会的监督(如英国生物银行研究)。

⑩ 小结

　　本章高度概述了建立大型前瞻性人群队列研究需要考虑的科学和实践问题。涉及的许多问题和相应的解决方案是CKB研究（该研究在2004年至2008年期间，从中国10个城市和农村地区招募了超过50万名研究对象）建立过程的真实记录。未来的章节将提供与人群队列研究相关的几个特定工作领域的更详细描述，包括现场工作、样本收集和处理、长期随访、终点事件复核、IT系统开发以及数据管理。本章旨在将重点放在通用原则和实际方法上，以便推广到不同研究环境和研究设计下开展的其他研究中。

（翻译：邵子伦、包巍、陈璐；审校：孙点剑一）

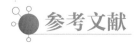 参考文献

Chen Z, Chen J, Collins R, Guo Y, Peto R, Wu F, Li L. China Kadoorie Biobank of 0.5 million people：survey methods, baseline characteristics and long-term follow-up. Int J Epidemiol. 2011；40：1652-66.

Chen Z, Emberson J, Collins R. Strategic need for large prospective studies in different populations. JAMA. 2020a；323：309-10.

Chen Y, Wright N, Guo Y, Turnbull I, Kartsonaki C, Yang L, Bian Z, Pei P, Pan D, Zhang Y, Qin H, Wang Y, Lv J, Liu M, Hao Z, Wang Y, Yu C, Peto R, Collins R, Li L, Clarke R, Chen ZM. Mortality and recurrent vascular events after first incident stroke：a 9-year communitybased study of 0.5 million Chinese adults. Lancet Glob Health. 2020b；8：e580-e90.

Clarke R, Shipley M, Lewington S, Youngman L, Collins R, Marmot M, Peto R. Underestimation of risk associations due to regression dilution in long-term follow-up of prospective studies. Am J Epidemiol. 1999；150：341-53.

Doll R, Peto R, Boreham J, Sutherland I. Mortality in relation to smoking：50 years' observations on male British doctors. Br Med J. 2004；328：1519-33.

Elliott P, Peakman TC. The UK Biobank sample handling and storage protocol for the collection, processing and archiving of human blood and urine. Int J Epidemiol. 2008；37：234-44.

Grimes DA, Schulz KF. Cohort studies：marching towards outcomes. Lancet. 2002；359：341-5.

Hennekens CH, Buring JE. Epidemiology in medicine. Boston：Little, Brown and Co.；1987.

International Society for Biological and Environmental Repositories（ISBER）. 2008 best practices for repositories：collection, storages, retrieval and distribution of biological materials for research. Cell Preserv Technol. 2008；6：3-58.

Lewington S, Li LM, Sherliker P, Millwood I, Guo Y, Collins R, Chen JS, Whitlock G, Lacey B, Yang L, Peto R, Chen ZM. Seasonal variation in blood pressure and its relationship with outdoor temperature in 500 000 adults in 10 areas of China, the China Kadoorie Biobank. J Hypertens. 2012;30:1383-91.

Peakman T, Elliott P. Current standards for the storage of human samples in biobanks. Genome Med. 2010;2:72.

Sudlow C, Gallacher J, Allen N, Beral V, Burton P, Danesh J, Downey P, Elliott P, Green J, Landray M, Liu B, Matthews P, Ong G, Pell J, Silman A, Young A, Sprosen T, Peakman T, Collins R. UK biobank: an open access resource for identifying the causes of a wide range of complex diseases of middle and old age. PLoS Med. 2015;12(3):e1001779. https://doi.org/10.1371/journal.pmed.1001779.

Yang L, Li LM, Lewington S, Guo Y, Sherliker P, Bian Z, Collins R, Peto R, Liu Y, Yang R, Zhang YR, Li GC, Liu SM, Chen ZM. Outdoor temperature, blood pressure and cardiovascular disease mortality among 23, 000 individuals with diagnosed cardiovascular diseases from China. Eur Heart J. 2015;36:1178-85.

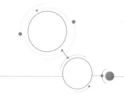

第3章 人群队列研究中现场调查的计划、组织和管理

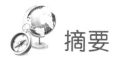 摘要

在大数据时代,现场调查在人群健康研究中的重要性并未减弱。当代的前瞻性人群队列研究往往是从庞大的调查对象中收集大量的暴露和健康结局数据。尽管疾病结局数据常常通过与登记系统和医院记录对接来获取,但暴露数据一般都是通过在基线调查和其他调查时进行的问卷(例如,面对面、电话、邮寄或网络在线等形式)调查、体格检查以及生物样本(例如,血液、尿液和唾液)的采集和检测,直接从调查对象处收集。建立大型人群队列研究面临许多法律、后勤和实践上的挑战,其中很多都与现场调查息息相关。为了确保现场调查的成功开展和顺利进行,周密的计划与组织、高效的协调与管理以及有效的实施与监督至关重要。本章描述了在人群队列研究中计划和组织现场调查所涉及的关键要素和流程。此外,还包括一些与现场调查室的有序运转和高质量数据的获取相关的新方法。本章所描述的一般方法也适用于其他基于人群的研究设计(例如,横断面研究和病例对照研究)。

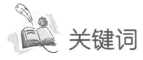

关键词

前瞻性研究;人群队列研究;现场调查;数据收集;培训;质量保证

缩略词

API	application programming interface	应用程序编程接口
BP	blood pressure	血压
cIMT	carotid artery intima media thickness	颈动脉内中膜厚度
CKB	China Kadoorie Biobank	中国慢性病前瞻性研究
DNA	deoxyribonucleic acid	脱氧核糖核酸
ECG	electrocardiogram	心电图
ID	identification number	个人唯一识别码
IOP	intra-ocular pressure	眼内压
IT	information technology	信息技术
PWV	pulse wave velocity	脉搏波速度
SOP	standard operation procedure	标准操作流程

① 引言

　　与传统的研究设计相比,当代的前瞻性人群队列研究往往具有更大的样本量,对暴露和健康结局的评估也更为全面。得益于所收集数据的庞大规模及其广度和深度,人群队列研究能够可靠地评估许多已知的和新兴的危险因素对多种疾病的潜在影响。尽管某些个人信息可以通过常规行政记录和其他记录(例如,职业记录)间接收集,但大多数与暴露相关的数据都需要在基线调查的初始登记时和随后的定期重复调查中通过访谈、体格检查(包括使用可穿戴设备)以及生物样本的采集和检测等方式直接从调查对象本身获取。为了确保所收集数据的质量,必须依据研究方案和流程,周密地计划和实施现场调查,同时还要制定包含综合管理与质量保证措施在内的一系列框架和体系来详细地规划现场调查工作,包括现场调查室的设立、数据收集流程、时间表、社区参与、调查团队的组成和培训、试点和后续扩大规模、多岗位信息整合(例如,信息技术系统)和监督。本章是对第2章的补充完善,具体阐述了在大型人群队列研究中组织现场调查所需考虑的关键要素和实施流程。其他与健康结局的长期随访以及致死和非致死性结局事件的复核认定等相关的现场调查内容将在第5章和第6章中进行专门讨论。

② 现场调查的准备工作

在前瞻性研究中,成功的现场调查离不开细致且周密的计划和准备,通常需要经过多年的努力之后才正式启动招募(见第2章)。多种社会、经济和环境因素(文本框3.1)也许会对现场调查开展方式的选择有一定影响。即使是在同一个国家,在资源充足地区(比如发达国家或城市地区)和资源贫瘠地区(比如发展中国家或农村地区)开展的现场调查可能有不同的需求和挑战。例如,在资源充足地区招募来自不同地理区域的调查对象时,使用电话、邮寄或在线调查问卷或许比面对面访谈更可取且更具性价比。但是,在通信受限和/或居民文化水平普遍较低的资源贫瘠地区,面对面访谈可能是唯一可行的选择。另一方面,虽然访谈式问卷调查耗时耗力且考验逻辑性,但在一些资源贫瘠地区采取这种方式可能有助于提高应答率。此外,只有通过直接接触调查对象才能切实完成生物样本的采集和体格检查。在前瞻性研究中,初始的基线调查和随后的重复调查所使用的方法可能有所不同。例如,在英国生物银行项目(UK Biobank)中,一部分调查对象被定期邀请在线填写详细的饮食调查问卷,而该问卷并未包含在初始的基线调查中(Sudlow et al.,2015)。当进行现场调查的准备工作的时候,需要考虑到所有研究环境下共通的一些基本点,这将在下文中进行概述和讨论。

文本框3.1　准备现场调查时应考虑的背景因素

◇ 当地法律法规
◇ 文化规范、宗教和价值观
◇ 城市化水平和发展状况
◇ 社会网络结构
◇ 医疗保健系统和基础设施
◇ 物理环境(例如,居住环境、气候)
◇ 潜在调查对象到研究现场调查室的距离(例如,道路运输、快递服务)

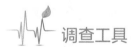 调查工具

调查工具是指从调查对象那里系统收集数据的工具,包括问卷和体格检查设备。工具的选择和设计要平衡研究的需求和现实的可行性(见第2章)。在选择调查工具时,除了要考虑到数据的科学价值以外,还应考虑其他几个重要的实际问题(图3.1)。

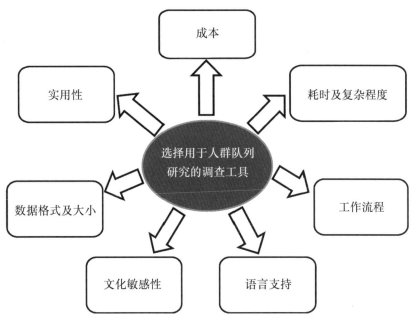

图3.1　选择调查工具需考虑的关键实际问题

问卷

不同的人群队列研究会有不同的研究目的和有差异的数据收集计划,因此有必要针对各自的研究项目专门定制问卷。一般来说,最好是综合多个已经在相同研究人群中验证过且效果理想的现有问卷。研究人员通过这种方法开发定制的问卷能够可靠地评估与当地研究需求相关的一系列人口学、社会经济学和生活方式等方面的因素。除了进行全面的文献检索之外,问卷的设计可能还需要与目标人群和当地有关人员(科研工作者、医疗保健专业人员和决策人员)进行焦点小组讨论,以深入了解人群特征、潜在的文化敏感性以及各个问题的可接受性和实用性。这些互动环节对于问卷设计至关重要。

在敲定问卷设计之前,还必须在目标研究人群中先进行现场试点,以了解各个问题的相关性以及顺序、问卷的长度、布局、用词(特别是从其他语言翻译而来的问卷)和答案选项范围的合理性[见文本框3.2(Armstrong,2008)和后续章节]。

文本框3.2　问卷效度所涵盖的不同方面

◇ 表面效度:基于相关专家的专业判断,从表面上对工具的准确性所作的评估。

◇ 构想效度:某工具或特定问题能准确衡量目标指标的程度,通常以"金标准"作为校标。

◇ 聚合效度:理论上应该相互关联的测量之间的相关程度,也被视为一种构想效度。

◇ 区分效度:理论上应该不相关的测量之间的不相关程度,也被视为一种构想效度。

◇ 已知群体效度:某工具对两个或多个已知在某变量上不同的群体的区分程度(例如,吸烟者与非吸烟者)。

设备

对于体格检查而言,保证所收集数据的有效性和可靠性(或可重复性)尤为重要。理想情况下,只使用最有效和最可靠的设备,但它们往往更昂贵,并且需要非常专业的技术人员或者有时还需要专门的基础设施才能操作,因此,对于大规模研究(尤其是那些在多个地区同时开展的研究)可能并不可行,还必须结合实际情况综合考虑,包括资金、人口特征、基础设施、易用性、人力和公共服务设施(水、电)的供应情况等。例如,在大型人群队列研究中,评估骨骼健康时使用的跟骨超声检查可能比"金标准"双能X射线骨密度测定更合适。这是因为临时现场调查室通常不在医疗机构内,以至于实现符合法律/安全监管要求的基于X射线的测量成本过于高昂(Li et al.,2019)。

此外,在设备选择时优先考虑具有本地语言操作界面的设备,以便于操作。在可能的情况下,最好是选择可以直接由计算机通过应用程序编程接口(API;通常由设备制造商提供)控制的设备,从而实现无缝数据收集。也就是说,无需使用专有软件导出保存在设备上的数据。其他还需要考虑的重要因素包括成本(采购、运行和维护)、适用性(现场部署的适宜性和操作的复杂性)、可接受性(对调查对象和现场工作人员来说:侵入性、舒适性、便利性)以及专业知识/培训需求。对于具有特殊情况的调查对象,可能需要提供替代的数据收集方法。例如,对于佩戴起搏器的对象或者有生物阻抗测量禁忌的孕妇,应该使用电子秤。同样,对于小部分可能无法使用自动电子血压计获取血压读数的调查对象(例如,体重过低的人),应该使用水银血压计。

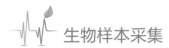 生物样本采集

以生物样本库为基础的人群队列研究的典型特征之一就是生物样本的采集。生物样本通常长期保存以备将来分析之需。以生物样本库为基础的人群队列通常都会采集多种生物样本,最常见的是血液、尿液、唾液和粪便,有些研究还会采集环境样本,例如空气、水或土壤。样本的选择主要取决于研究目的、可用预算和将来的使用需求,但也有其他决定因素,包括便利性和可行性、调查对象的可接受性以及是否易于长期保存(见第4章)。

大多数人群队列研究采集血液样本是为了进行生物标志物(例如生化指标、激素、蛋白质组学、代谢组学)和遗传分析(例如基因分型或DNA测序),以探索其与疾病结局的关联。但由于该步骤会对现场调查流程产生重大影响,因此血样在将来的用途应在准备阶段就明确地规划好(见文本框3.3)。必须明确告知调查对象详细的生物样本采集计划以及将来的用途,并向他们反馈当前的现场检测结果,这是所有伦理批准的核心要点。

文本框3.3　现场调查中血液样本采集要点

◇ 样本要求:例如是采集空腹还是餐后随机血样。这个决定会影响现场调查流程设计,包括决定应在哪个阶段采集样本。

◇ 取样量:决定了后续的样本保藏要求以及未来可以进行检测的数量和类型。

◇ 样本处理:有些检测需要使用全血中的特定组分(如血浆、血清、DNA或红细胞),因此需要在短时间内将采集的血液样本进行离心、分装。

◇ 防腐剂和/或抗凝剂的使用:有些检测可能会与某些试剂不兼容,还有一些检测则必须使用特定的试剂。

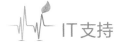 IT支持

一项成功的人群队列研究的基石之一是要有足够且合适的IT支持。IT对现场调查的各个方面都至关重要,但最常见的是被用于辅助数据采集。电子化的数据收集方式可以很好地取代费时费力的纸质记录方式,并且能够通过内置功能,自动对逻辑错误和取值范围进行实时检错,最大程度地减少手动输入数据可能产生的错误和缺失问题。此外,数据传输到数据储存库的安全服务器时自动加密,这也最大程度地减少了数据泄漏和丢失的风险。

图3.2展示了中国慢性病前瞻性研究(CKB)中用于记录血压测量值的定制软件系统的屏幕截图(Chen et al.,2011)。首先,软件通过与在现场调查登记时拍摄的调查对象的面部照片进行比对来核实调查对象的身份。随后,软件可通过蓝牙将血压测量值从血压计传输到计算机上。该系统还指定了两次重复测量之间的时间间隔,以确保现场工作严格遵守标准操作流程(standard operating procedure,SOP)。

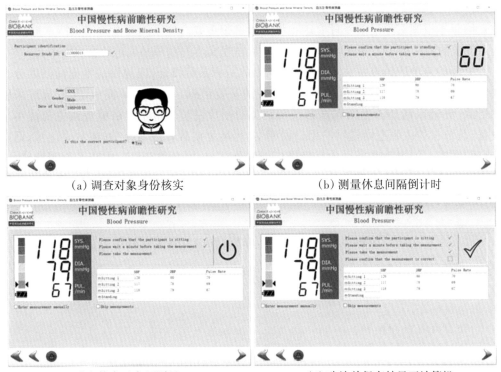

(a) 调查对象身份核实　　　　　　　　(b) 测量休息间隔倒计时

(c) 休息后血压测量　　　　　　　　(d) 确认并保存结果至计算机

图3.2　CKB中记录血压测量值的定制软件示例

与纸质问卷相比,电子问卷高度灵活,可以根据调查对象对前面问题的回答,自动弹出或跳过后续的问题(见图3.3中关于第2章的示例)。例如,如果调查对象回答从不饮酒,那么与饮酒量有关的问题就不会再显示。电子问卷中集成的逻辑和取值范围检错功能实现了对数据的实时质量控制。

IT开发是一个相对昂贵且耗时的过程。但是,在大型研究中,电子数据收集的高效性、数据质量的提高以及数据收集和质量保证的灵活性所带来的好处大大超过了软件开发、硬件采购和维护的时间和金钱成本。在可能的情况下,研究团队中应包含IT和软件开发方面的专业人员并对项目进行长期维护,这是因为:(1)可以设计定制系统以满足研究的特定需求;(2)可以快速解决一些技术问题;(3)长期可持续性地运行人群队列需要不断维护IT基础设施。在没有内部IT专业人员或者人手有限的情况下,外包也许是一种高性价比的替代方案。在任何情况下,IT开发都需要研究人员、软件开发人员和设备制造商(如适用)的密切合作(见第7章)。

 制定标准操作流程

一旦确定了数据收集方法,就应该开始制定SOP。SOP的作用是为所有现场调查人员协调一致地开展工作提供明确的指导,从而最大程度地减少由于调查员和调查时间的变化而产生的系统误差和随机误差。SOP具有研究特异性,应由熟悉研究内容和现场调查的研究人员撰写,并在适当的情况下与IT程序员合作,以促进相关软件/系统的开发。在SOP的制定过程中可能会出现其他意见和要求,此时需要对流程(和软件)进行修改和完善。因此,适当的文档版本控制对于记录修订痕迹和将来参考很重要。如果调查设备不支持本地语言和/或使用现成的软件包,那么用户界面和所有对话框里文本的翻译必须包含在SOP中。

一份好的SOP应该具备文本框3.4中列出的所有关键特征,应提供清晰而简洁的分步流程说明以及所有与排除故障和报告错误相关的必要信息。说明必须简单明了,最好采用要点的形式,并辅以诸如流程图和屏幕截图之类的图片说明。用于体格检查或生物样本采集的设备,其自带的由制造商提供的用户说明书,可能需要翻译或者改编(通常简化)以适应特定研究的需求。如果某些项目中有禁忌症或例外情况,则必须在SOP中明确说明替代方法,以便现场调查人员明确了解在此类特殊情况下该如何应对。例如,对于无法站直的调查对象,则用其臂展代替站立高度。

文本框3.4 标准操作流程(SOP)的关键特征

◇ 清晰

◇ 准确

◇ 简明扼要

◇ 分步骤指南

◇ 根据当地情况量身定制

◇ 丰富的图表,便于理解和记忆

◇ 用通俗易懂的语言编写,便于现场调查人员理解

---

1. Background information

What is your current occupation?

- Agricultural and related worker
- Factory worker
- Administrator/ manager
- Professional/ technical
- Sales and service worker

- Retired
- House wife/ husband
- Self-employed
- Unemployed
- Other or not stated

Red box: pop-up questions only shown after the option
"Retired" is selected in the 1st question

What was your las occupation before
you retired?

- Agricultural and related worker
- Factory worker
- Administrator/ manager
- Professional/ technical
- Sales and service worker

- House wife/ husband
- Self-employed
- Unemployed
- Other or not stated

Why did you retire?

- Reaching retirement age
- Health related (excluding injuries)

- Other reason

How many people live together as a family in the household?

☐ persons

How often do you interact socially with people outside your
household (e.g. by talking to people in person or on the telephone
or other media)?

- Daily or almost every day
- A few times a week

- A few times a month
- Never or rarely

What is your current marital status?

- Married
- Widowed

- Separated/ divorced
- Never married

Help   < Prev   Lock   Next >

☞ 图3.3 CKB中基于笔记本电脑的电子问卷示例

有关问卷访谈的SOP中应包括对于如何提问（例如语调）的明确指导、各个问题的定义和详细阐述，以及对调查对象提出的一些常见问题的回答建议。当某个问题很难/复杂（例如，服用药物的类型）或涉及量化（例如，食物或酒精的摄入量）时，带有相关图片的印刷小册子可能会有所帮助（图3.4）。

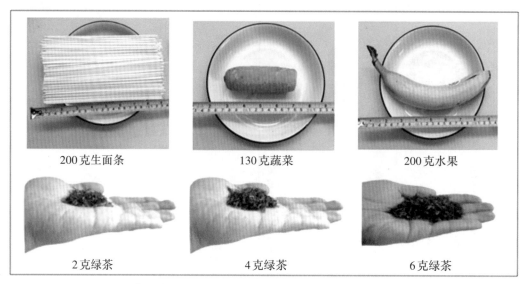

| 200克生面条 | 130克蔬菜 | 200克水果 |
| 2克绿茶 | 4克绿茶 | 6克绿茶 |

图3.4 协助膳食摄入问卷调查的解释性图片说明

通常，会把所有调查环节的SOP整合为一本现场调查手册，以作为现场调查中各个环节的通用参考文件。即使SOP是按照预先设想的现场调查流程顺序列出的，适当的索引仍是必不可少的。在CKB中，基线调查和随后的每一次重复调查都有对应的现场调查手册，手册中包含20多份SOP，详细说明了从设置现场调查室、进行问卷调查和从事一系列体格检查，到采集和处理生物样本以及存储和传输数据的整套标准流程（文本框3.5）。

文本框3.5　CKB第二次重复调查的现场调查SOP清单

◇ 建立地区项目办公室、实验室以及与现场调查有关的设备和耗材的当地仓库
◇ 建立现场调查室
◇ 成立、培训和管理现场调查团队
◇ 管理研究设备和耗材
◇ 调查对象登记和知情同意
◇ 管理知情同意书（从收集、整理到长期存档）
◇ 体格检查（包括站立身高、坐高、腰围和臀围）
◇ 使用Tanita人体脂肪测量仪测量身体成分（体重和体脂百分比）
◇ 测量血压和心率
◇ 使用Jamar液压手握力测量仪测量握力
◇ 使用MicroCO仪测量肺一氧化碳浓度

◇ 使用 Vitalograph 肺功能仪测量肺功能

◇ 使用 Panasonic CardioHealth Station 颈动脉超声仪检查颈动脉内中膜厚度(cIMT)和斑块

◇ 使用 Pulse Trace PCA2 脉搏波测定仪测量脉搏波速度(PWV)

◇ 使用 GE Achilles EXP Ⅱ 超声骨密度仪测量跟骨骨密度

◇ 使用 Mortara ELI 250c 心电图机进行 12 导联心电图(ECG)检查

◇ 面对面问卷调查指南

◇ 采集血液样本,检测现场血糖、血脂

◇ 采集尿液样本,检测尿液生物标志物

◇ 监测温度和相对湿度

◇ 监督数据完整性和质量

◇ 记录意外事件

◇ 传输数据(从现场调查室到当地项目办公室,再到国家/国际项目办公室)

◇ 管理现场生物样本(包括临时保存于现场调查室和运输到当地实验室)

◇ 分装、转移生物样本(从当地实验室到CKB研究的中央样本仓库),长期保存和记录

◇ 未应答调查

 研究现场调查室

现场调查室是调查对象进行面对面问卷调查、体格检查和采集生物样本等的工作场所。拟设立的调查室的数量取决于预期的调查对象人数、地点、预计的现场调查时间长短和可用预算。为了提高参与度,现场调查室应位于研究区域内交通便利的地方,周边不应有噪声或异味等干扰情况。有些情况下,调查室设立在医疗机构或其他公共场所内(例如,政府大楼、社区中心、学校),但这在很大程度上取决于当地实际情况,尤其是如果预计的现场调查时间较长的话,也许并不可行。研究人员可能需要在临时或半永久性建筑(例如,露台、集装箱)中设立专门的调查室。

无论被用作现场调查室的场所类型如何,现场必须具备所有的基础设施,包括电力、卫生间和供暖设施(如适用)等。理想情况下,调查室最好位于建筑物的第一层或者带电梯的楼房中,以方便老年人或残障人士参与以及搬运研究设备和耗材。调查室的空间面积应足够大,可以划分成多个不同的岗位区域以满足不同的需求,例如,某些涉及个人隐私的调查项目需要封闭的空间(如ECG)。如果可能的话,所有调查岗位最好位于同一楼层,便于调查对象轻松走完全部流程,也便于不同岗位之间的通信(包括无线数据传输)。在场地选择有限的情况下,研究人员可能需要调整现场调查流程或研究设备,以适应客观条件的限制。例如,在没有或不便使用卫生间的场所,可能无法实现现场尿液样本的采集,这种情况下可能就要指导调查对象在家中自行采样。

优化现场调查的跨岗位流程

确定现场调查的场地范围后,应对各项目的顺序进行设计,以标准化数据收集流程进而最大程度地提高数据质量和收集效率。在图 3.5 所示的工作流程示例中,考虑到了多个问题。首先,血压和眼部测量应安排在肺功能检查前面,以避免由于用力呼气造成的波动和虚假读数。其次,由于肺功能检查和肝脏扫描要用到身高和体重数据,因此体格测量应最先进行。再者,尿样杯在调查开始时就发放,以最大程度地提高调查期间收集尿液样本的成功率,并且最大程度地减少排队等待使用卫生间的时间。最后,肝脏扫描和心电图可以在同一个调查岗位进行,因为这两个项目都需要调查对象脱掉上衣并平躺。

工作流程应该周密地规划,这样就能更好地利用 IT 集成,为现场工作提供便利。如果不同岗位的计算机已联网,那么某个岗位收集的数据就可以与其他岗位同步,从而避免不必要的数据输入并确保调查对象遵循正确的测量顺序。例如,肺功能检查站的计算机可以核实体格测量、血压和眼压测量是否已经完成,性别、年龄和身高也可以自动导入肺功能检查软件中。联网计算机的替代方案是在登记时为每个调查对象分配一个 USB 密钥,该装置可以在不同的岗位之间记录和传输数据。周密规划的工作流程还可以预测更接近真实情况下整个流程所需的时间,以及在工作人员数量和可用调查设备确定的情况下,实现每日调查对象的人数最大化。

 组建现场调查团队

现场调查的工作人员最好是根据研究计划、时间表和工作规范提前招募(见第 2 章)。尽管设计和领导该项目的研究人员可以自己进行现场调查,但对于涉及多个不同地区的大型人群队列研究来说,通常更合适的做法是在当地组建现场调查团队,包括队长/协调员。有一支熟悉当地的环境、文化和语言的调查员队伍对于有效且高效地开展现场调查至关重要。调查员应具有完成某些特定工作(例如,采血、肺功能检查、心电图和超声成像)所需的资质和相关临床/技术经验。然而,并不总是能够招聘到此类专业人员,有时还需要进行专门的内部培训。当地医院或医疗卫生机构的员工、当地的大学生/专科生都可以成为出色的现场调查员,但通常无法保证他们能参与现场调查的全过程。

❸ 启动和开展现场调查

在本章之前,已经讨论了在现场调查的规划中需要整体考虑的因素。随着现场调查的启动日期越来越近,研究人员需要把工作重心转移到更本地化的事项上,比如宣传动员以提高应答率、调查员培训、现场试点、设立现场调查室、团队管理和能力建设、设备和耗材管理以及样本和数据管理等。

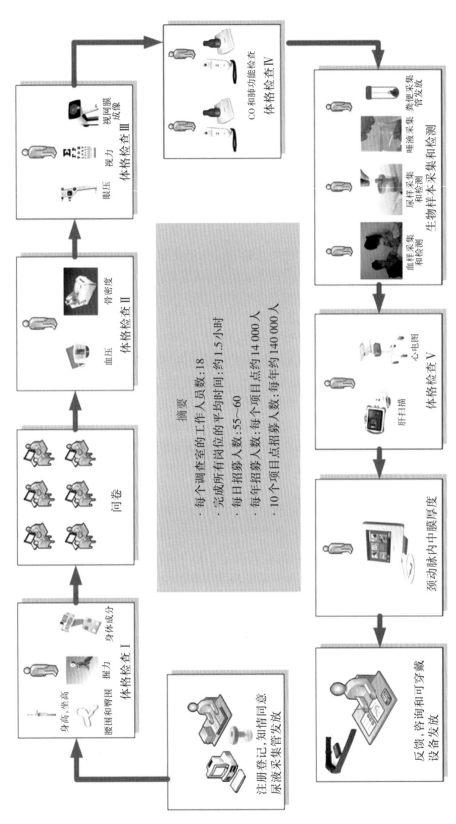

摘要
· 每个调查室的工作人员数：18
· 完成所有岗位的平均时间：约 1.5 小时
· 每日招募人数：55～60
· 每年招募人数：每个项目点约 14 000 人
· 10 个项目点招募人数：每年约 140 000 人

体格检查 Ⅰ
身高，坐高
腰围和臀围　握力　身体成分

体格检查 Ⅱ
血压　骨密度

体格检查 Ⅲ
眼压　视力　视网膜成像

CO 和肺功能检查
体格检查 Ⅳ

问卷

注册登记，知情同意
尿液采集采集管发放

反馈，咨询和可穿戴
设备发放

颈动脉内中膜厚度

肝扫描　心电图
体格检查 Ⅴ

生物样本采集和检测
血样采集和检测　尿样采集和检测　唾液采集　粪便采集采集管发放

◎ 图 3.5　CKB 现场调查各岗位的工作流程、岗位名称和工作人员数量

社区参与和宣传动员

项目从计划到实施,获取足够的当地支持是有效开展调查对象的招募工作的关键。在许多资源贫瘠地区,社区凝聚力非常高,取得当地主要领导人(政府官员、宗教领袖或社区中有威望的长者)的信任是接触此类社区中个体的前提。无论环境如何,研究人员都应首先与社区代表(例如,居委会)取得联系,以了解当地的需求和关注点,并说明研究目的和重要性,以及该研究对当地社区有何益处(例如,了解当地的疾病负担和医疗保健需求)。除了正式的邀请和登记入选流程外,宣传动员的方式和内容也可以根据上述沟通情况,为当地社区量身定制。主要的考虑因素包括社区的社会人口经济特征和社会网络结构、可用的财力和人力资源以及国家和国际伦理准则。

基于在社区参与过程中获得的有关当地情况的背景知识和与社会各界建立的友好关系,应在研究人群中组织持续而广泛的宣传动员,以促进研究的开展并鼓励民众参与整个现场调查。可以聘请当地社区领导人(村长、居委会主任),通过分发传单、海报以及与当地居民进行非正式沟通(例如,通过电话、面对面交谈、社区广播/社交媒体)等方式协助调查。在现场调查期间,当地领导人可以继续作为现场调查队与社区之间的中介人。另外,还要鼓励调查对象帮忙传播消息,邀请可能有参加资格的亲朋好友,在相对较短的时间内实现自下而上的调查对象招募模式。由于大多数大型人群队列研究涉及多个社区(例如,CKB的十个区域调查中心中,每个调查中心都涵盖100~150个社区),所以,为了在那些正在接受调查或即将接受调查的社区中实现并保持较高的参与率,应周密地计划好各个社区参与调查的顺序和时间。反过来,这又需要准确估计在每个社区完成调查所需的时间,这将因人口规模、应答率、人力和季节而异。

设立现场调查室

现场调查室的位置应在研究规划阶段就确定下来(见第2章和本章前文)。对于大多数人群队列研究,特别是那些开展于资源有限的环境中的研究来说,临时调查室往往设在现成的设施内。在这种情况下,需要考虑以下几点:根据现场调查的内容和要求,可用空间的布局是否适用于调查目的(例如,是否可以通过临时分区设立ECG和肝脏扫描等项目所需的封闭空间);现有的基础设施(例如,公共设施供应、可及性);预计的现场调查时间表和可用空间(大小和持续时间)。研究人员若想了解现场可用的资源,实地考察必不可少。

合理地规划和布置调查室是顺利开展现场调查的重要前提。数据采集岗位的配置应便于调查对象按照预先制定好的调查流程顺利完成(见本章前文)。例如,登记站应位于调查室入口附近,以便在调查对象到达的第一时间就记录下来,通常情况下,这里应安置一个宽敞的等候区,配备足够的椅子、饮用水、茶点或报纸。调查室周边和室内可以布置与本次研究及现场调查相关的条幅、海报和视频,以进一步吸引调查对象参加。每个岗位分配的空间大小应由工作人员的数量、所需的设施(例如,ECG检查床)以及所涉及的耗材和设备来确定。对于可能出现瓶颈的岗位(例如,由于项目的复杂性和所需时间),应备有能够机动安排的替补工作人员。实用性和安全性也是要考虑的重要因素。例如,眼部测量必须在昏暗的环境中进行;采集和处理生物样本需要在专用的房间内进行,以避免事故(如针头刺伤)和污染;需要用电的岗位应设在电源插座附近。

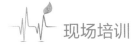

现场培训

现场培训的目的是让调查员熟悉他们的岗位职责,并确保他们能够完全独立地按照SOP执行任务。虽说每位现场工作人员可能会被分配一到两项任务,但应尽量确保所有的关键任务岗位都能够配有多名工作人员,以便在出现不可抗力导致的人员缺席(例如,请病假、休假)时,现场调查可以不间断地进行。

在开始培训之前,应提前向工作人员提供SOP或现场调查手册,让他们熟悉研究设计和培训要求。现场培训的持续时间将取决于研究目的、范围和数据收集难度。通常,培训的内容包括正式的理论讲解、研究目的的强调、关键内容的设计原则、现场调查的实际流程以及SOP中涵盖的问题。在这之后,应安排实践培训,接受培训的工作人员可以对调查流程进行练习,还可以通过角色扮演来事先了解调查对象的需求。可以借助能力倾向测试来找出特别适合从事某项任务的工作人员。在整个培训期间,应组织多种正式或非正式的考核,以找出差距,并在必要时加强培训。

使用视频等多媒体材料有助于培训更复杂的项目,例如颈动脉超声扫描和设置空气污染传感器。随着智能手机的普及(即使是在资源贫瘠的环境中),视频片段也可以便捷地发送给身处不同地点的研究人员(Arku et al.,2018)。必要时,对于一些依赖调查对象良好配合的项目(例如,肺功能检查),还可以在现场调查室向调查对象播放相应的视频,以促进该项目顺利进行。

现场调查培训员应详细记录每位调查员的工作背景,并在培训过程中据此判断他们与其岗位相关的优势和不足。利用这些信息,现场调查协调员和队长可以为更擅长交流沟通的调查员安排访谈工作,而为具有临床经验的调查员安排静脉采血等工作。

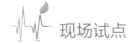

现场试点

在正式启动研究之前,现场试点是至关重要的一步,但其重要性常常不被重视。对于大型人群队列研究,在不同的开发阶段可能需要进行多轮试点工作,从而对一系列实际流程和系统(不仅仅是与数据收集相关)进行测试。试点工作可能会纳入来自当地社区的少量志愿者,让他们尽可能接近实际情况地按照调查流程,完整参与所有的现场调查的全部内容,以助于发现意外情况以及更流畅地组织现场调查。试点工作应作为上述现场培训的最后一部分。培训员和主管应在整个过程中密切观察每一位现场调查员,并对他们每天的表现提出详细且有建设性的反馈意见。若发现任何新问题,都应记录下来,并在以后的培训中加以解决。

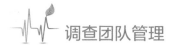 在指导下启动现场调查

为了最大程度地发挥培训的作用并保持现场调查队的积极工作势头,在培训和现场试点结束后,正式的现场调查应在资深研究人员和调查员(通常作为培训员)的指导下立即启动。当有研究人员和IT程序员在现场密切指导和支持工作时,可以称之为"指导启动"阶段。该阶段可能会持续数天,现场调查的对象人数应设定在一个相对较低的水平,例如每日目标工作量的30%~50%,以便调查队在现实场景下逐渐熟悉工作任务。研究人员和IT程序员还可以在该阶段发现一些未曾设想的新问题。起初可能只在上午进行调查,下午专门用来进行汇报和讨论,必要时进一步安排培训。另外,这也是对调查流程或调查室的布置进行微调,并解决一些后勤和IT问题的阶段。随着现场调查队越来越高效和独立地运作,可以逐步提高到目标工作量。

❹ 现场调查的日常管理

人群队列研究往往同时开展于多个地区并持续很长时间。现场调查的有效日常管理非常重要,涉及耗材供应、设备校准和维护、员工培训和指导、工作量监查以及数据和样本处理。应在特定的岗位,安排并培训专门的工作人员,也可以根据当地条件和现场调查的具体情况,采取不同的方式,但应考虑以下几个方面。

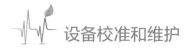 调查团队管理

协调现场调查工作的关键是人力资源管理。为了激励员工并促进他们的合作和相互信任,策划团队建设活动很重要。另外,为了评估和监督员工的工作质量,还可以组织正式或非正式的考核。一些激励制度,例如,奖励业绩出色的员工,有助于提高团队的工作热情和质量。为了加强数据质量控制,一种方法是基于所使用的定制电子数据收集系统,为每位员工分配唯一的ID工号,从而监督数据的质量和一致性,这对新员工和那些替补因休假和/或病假而暂时缺勤的调查员的员工来说尤其重要。

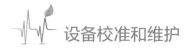 设备校准和维护

在大型人群队列研究中,通常要使用多种不同的设备来收集数据。为了确保这些设备的持续可靠性,校准和定期维护至关重要。有些设备在使用前必须每天(或每次)进行校准,而另一些设备可能仅需按照制造商的建议,每月或每年维护即可。对于前者,必须在SOP中明确规定校准流程。虽然有些设备有内置的校准指令,使得调查员在操作时不太可能会漏掉校准这一步(因为无法跳过),但仍需明确计划如何存储这些校准数据,因为这些数据可能

会用于后续的分析(例如,作为校正因子)。对于仅需按照制造商的建议定期校准的设备,如果设备本身的用户界面或软件无法自动提示校准到期日,则必须另外设置一个可以提示校准到期日的系统(最好是整合到电子现场调查管理系统中)。以下信息是需要在SOP中列出的最低要求:(1) 计划的校准频率;(2) 所需耗材;(3) 校准步骤;(4) 校准失败时的替代策略。所有的设备操作员都必须接受有关校准流程的培训,并且要清楚而准确地记录和报告所执行的校准操作以及出现的问题。校准日志一定要留存好,以供将来参考,并且应由现场调查协调员定期检查其是否合格。

同样地,不同设备的维护计划和流程也最好在电子管理系统中系统地记录。有以下任何与设备相关的信息都应输入到该系统中:(1) 购买授权;(2) 采购订单和发票;(3) 购买设备的年份;(4) 物流记录(包括清关);(5) 校准和维护手册及说明;(6) 所需耗材;(7) 购买数量和保修期限;(8) 制造商(或经销商)的联系方式;(9) 厂家提供换货时的等待周期;(10) 当前位置和状况(功能齐全/需要维修);(11) 预计的服务/校准和维护日期。

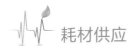 耗材供应

在规划大型人群队列研究时,从决策到采购再到运输,大部分精力可能会花在用于数据收集的仪器和设备上,但同样需要重视的还有耗材,例如,注射器、样本采集管、肺功能仪吹管、现场检测试剂等。由于大多数现场调查将持续数年,所以无论如何都必须确保耗材的稳定供应,以最大程度地减少对研究的干扰。非常重要的一点是,要准确估算每个特定周期(每天或每周)所需的耗材数量,以便定期为现场调查室准备并运送足够但不过量的耗材。在一些极端天气频发的地区,可能需要在现场调查室内储备更多的耗材,以防由于天气原因导致耗材不能及时供应。现场调查协调员需持有一份库存清单,定期检查库存。根据所完成的调查对象的数量,对耗材消耗率的监控也很重要,因为从中可以发现潜在的耗材过度浪费现象。

管理和监控耗材可以与管理设备使用同一个电子网络系统。例如,该系统可以记录采购日期、货源、采购量、放置和使用岗位甚至现场调查室或调查队员级别。该系统可以链接到现场调查的数据系统,以便在库存水平低于某预设阈值时自动弹出通知消息,提示及时补充耗材。

 调查对象邀请和管理

在宣传动员的背景下,调查对象的邀请流程必须要谨慎管理。主要考虑因素包括:(1) 预期应答率;(2) 每天可以调查的对象数量;(3) 确保调查流程无缝对接的组织策略;(4) 在现场调查期间,处理投诉或特殊要求的沟通方案和技巧。通过适当的宣传动员,有可能会发现大量潜在的研究对象和不符合入选条件的对象(特别是在高聚集性农村地区),这时慎重的做法是,现场调查协调员寻求社区领导人的合作,有效管控参与积极性。若可获取当地居民的登记情况,则可在不同的时间分批向调查对象发送邀请信,从而将调查室的人流量控制在最佳状态;若无法获取此类联系方式信息来以邮寄等方式发送邀请信,则可以选择

按地理区域分片进行的方式来发送邀请。

长期随访对于所有前瞻性人群队列研究都是必不可少的,因此,很重要的一点是招募社区中那些稳定且长期居住的调查对象,以最大程度地减少失访。为了更好地了解应答率以及参加者和无应答者之间的潜在差异,如果可能的话,研究人员应尽量获取有关无应答者的社会人口学特征、不参加的原因等信息,并将其与目标人群进行比较。

为了保护调查对象的隐私并保密个人信息,在整个研究过程中,必须使用匿名的专用识别代码(研究ID)。在现场调查期间,可能会要求调查对象佩戴标有研究ID的腕带,该腕带无法在调查对象之间轻易交换。在每个岗位,都要仔细核实研究对象的研究ID,并扫描条形码输入。如果像CKB中的情况一样,各岗位通过联网计算机互通,那么调查对象在入选登记时拍摄的照片就可以通过现场调查室的内部计算机网络进行同步,在后续的所有岗位中,照片都将与研究ID一起显示在岗位电脑屏幕上用来确认其身份,并确保特定岗位数据的正确匹配。在调查对象离开调查室之前,应该对数据收集的完整性进行最终核查。如图3.6所示,当在最后一个岗位扫描调查对象的研究ID时,计算机程序可以自动检查所有岗位是否都已完成,如果错过任何一个岗位,弹出窗口将提示现场调查员将调查对象送到对应的岗位。这也是向合格的调查对象发放额外的数据或样本采集工具(例如,可穿戴设备、膳食问卷、粪便样本采集工具包)的好时机。

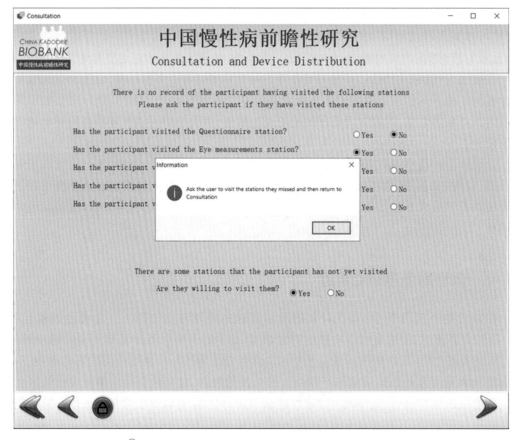

图3.6　CKB中现场调查数据收集完整性的自动核查

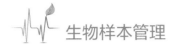 生物样本管理

　　详细的样本采集和管理策略,例如,处理、运输和长期保存等,将在本书第4章中进行讨论。用于采集生物样本的试管或容器上必须清楚地贴有调查对象的专属研究ID的唯一识别条形码,从而实现样本相关数据与调查对象其他个人信息的有效匹配。血样、尿样等样本通常不在现场直接分析,而是需要在有认证资质的实验室进行集中检测。因此,为了防止/尽量减少样本中某些物质的破坏分解,样本在调查室采集后,必须先在低温环境(冷藏箱或4℃冰箱)中保存,然后再运送到实验室冷藏,并尽快(最好在采集后的12小时内)检测或分装。在冻存管中分装的生物样本应分批转移并保存于不同的冰柜和低温罐中,以防止意外丢失。为了长期可靠地管理和跟踪生物样本库中的大量样本,务必使用计算机样本记录和跟踪系统(见第4章)。

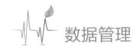 数据管理

　　数据收集后,应仔细存储和管理,以维护数据安全性和保密性。应该定制专门的系统用来管理地方和中央的数据传输和数据处理。从现场收集的所有电子数据,都应通过受密码保护的USB密钥进行存储和传输,并在计算机和硬盘中进行加密。纸质材料收集的数据(例如,签署的知情同意书)应由专门的工作人员运送到当地项目办扫描,并作为保密数据存储。然后,所有数据都将传输到受多重防火墙保护的中央数据库中,以便通过安全的IT基础架构(不是电子邮件或未加密的云服务)进行整合。个人身份数据必须与其他健康相关数据分开存储,以保证用于分析的数据库的完全匿名化。一旦数据被传输到地方/中央项目办,现场调查室中存储在计算机和设备上的数据应立即删除。现场调查结束时,应安全清理调查用的所有计算机,删除所有关于调查对象的数据记录(见第8章)。

⑤ 监督和质量控制

　　质量保证对于确保所收集数据的质量以及随后几十年的研究成果质量尤为重要。除了SOP和IT系统之外,员工培训和现场监督是质量保证的关键要点(见第2章)。

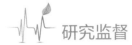 研究监督

　　对现场调查进行监督可以看作是员工培训和指导的延伸,是在整个研究过程中,密切监督每一位队员的工作表现。督导应定期提供反馈意见,处理现存的问题并防止将来再发生类似问题,从而提高现场调查的质量。监督可以大致分为主动监督和被动监督,但通常在实际执行时需要两种方式相结合。

通过调查用的计算机中录制的音频(或视频,如果可行且可接受的话)记录,直接审核现场调查员的工作表现,是主动监督的一种方式。这种类型的质量控制可能需要伦理批准,应明确包含在知情同意书中,并且在正式的调查员培训期间进行商讨。其他的主动监督方式还有,仔细审查随机抽取的少量样本数据。这些数据是由经验丰富的调查员或经过培训的技术人员(例如,超声医师)于协作中心和合作医院中每日收集的特定数据(例如,录音中调查员与调查对象的交谈是否恰当)和图像(例如,颈动脉超声图像)。

被动监督通常涉及分析和评估相关调查员所收集数据(例如,肺功能检查的质量)的自动化机制,有助于明确进一步的培训需求以及在哪些领域中还需要改进。更复杂的核查可能还涉及对重复测量的可重复性、与某些预期值(例如,调查项目点的平均值)或目标值进行比较的统计学监查。可以对每位调查员每天收集的数据进行描述性统计分析,以检查数据差异、异常值和谬误,例如以下几个方面:(1)男性当前吸烟率;(2)血压测量值的分布;(3)根据自动化测量(例如,血压)的末位数字,或许能识别出仪器故障或质量差的数据;(4)不同调查员完成访谈式问卷调查的平均时间;(5)从样本采集到处理的平均延迟时间。与主动监测相比,被动监测的一个主要优势是更具性价比,因为该方式可以在输入数据或收集样本后立即"做出反应",纠正错误,而无需人工干预(见第2章)。

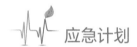 应急计划

应制定应急计划,以最大程度地减少意外事件或现场调查任何环节中断所造成的影响。在许多中低收入国家,突然停电尤其常见,因此必须在现场调查室配备应急电源(例如,汽油/柴油发电机)。为了避免数据意外丢失,必须每天或更频繁地定期将数据备份到多个安全位置。现场调查的各个方面都要有候补准备,每台设备或计算机至少应准备一台易于部署的备用机。此外,必须制定应对关键设备故障的应急计划。例如,如果使用无线网络实现不同岗位之间的数据同步,则应该准备纸质表作为备用,以便在网络故障的情况下,某个岗位收集的数据(例如,在体成分检查岗位测量的体重和身高)仍然可以用于其他岗位(例如,肺功能检查)。

同样地,替补的调查员也要进行培训,并在有队员请病假或计划外的休假时可以随时待命。如果无法招募到替补人员,则团队成员需要接受多岗位培训,并定期进修和练习。现场调查队中应至少有一名合格的急救人员。必要时,可以聘请有医学资质的工作人员来监督药物管理(例如,肺功能检查中的支气管扩张剂)和采血,如果发生医疗紧急情况,他们还可以进行心肺复苏和治疗。在极端天气频发(或至少不罕见)的环境中,研究人员可能还需要考虑台风、洪水或野火等自然灾害的风险,在此期间,应停止现场调查,并启动相关灾害和天气应急预案,以保护或召回工作人员、调查对象、设备和数据。赔偿保险政策应该提前准备好,以在发生事故时保护工作人员和研究资产。

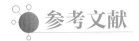 小结

  本章概述了在大型前瞻性人群队列研究中规划和开展现场调查需要考虑的关键因素，其中涵盖的大多数问题和描述的实际流程在一定程度上反映了建立CKB的过程，该项目在不到4年的时间里从10个不同的地区招募了50余万名调查对象。尽管周密规划和有效协调的重要性不言而喻，但是开发新的途径和方法，尤其是功能强大的定制IT系统，以支持和管理从数据收集、员工和物资管理到质量保证和监督的整个现场调查流程，对于确保现场调查的顺利开展发挥着极其重要的作用。其他的队列研究可能会根据不同的研究设计、预计调查的人数、计划收集的数据种类、调查环境和目标人群从而制定不同的研究策略和方法。无论采用何种策略，周密的规划、有效的管理、全面的监督以及强大的IT系统的辅助，对于确保所有此类研究的成功都至关重要。

（翻译：胡景岑、包巍、张艺倩、程思；审校：杜怀东）

参考文献

Arku RE，Birch A，Shupler M，Yusuf S，Hystad P，Brauer M. Characterizing exposure to household air pollution within the Prospective Urban Rural Epidemiology（PURE）study. Environ Int. 2018；114：307-17.

Armstrong BK. Validity and reliability studies. In：White E，Armstrong BK，Saracci R，editors. Principles of exposure measurement in epidemiology：collecting, evaluating, and improving measures of disease risk factors. 2nd ed. Oxford：Oxford University Press；2008.

Chen Z，Chen J，Collins R，Guo Y，Peto R，Wu F，Li L. China Kadoorie Biobank of 0.5 million people：survey methods，baseline characteristics and long-term follow-up. Int J Epidemiol. 2011；40（6）：1652-66.

Li X，Qiao Y，Yu C，Guo Y，Bian Z，Yang L，Chen Y，Yan S，Xie X，Huang D，Chen K，Chen Z，Lv J，Li L. Tea consumption and bone health in Chinese adults：a population-based study. Osteoporosis Int. 2019；30：333-41.

Sudlow C，Gallacher J，Allen N，Beral V，Burton P，Danesh J，et al. Uk biobank：an open access resource for identifying the causes of a wide range of complex diseases of middle and old age. PLoS Med. 2015；12：e1001779.

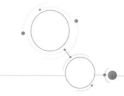

第4章　人群队列研究中生物样本的采集、处理和管理

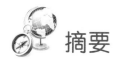 摘要

　　前瞻性人群队列研究能够从生活方式、遗传、环境等环节全面、深入地研究多种疾病的致病因素、发病机制和进行风险预测。蓬勃发展的高通量技术能检测数百到数百万种生化和遗传等生物标志物,可用于分析这些标志物与疾病及其危险因素的关联,捕捉难以精确测量的行为生活方式(例如,膳食)的暴露水平,进而产生和检验病因假设。因此,为了将高通量分析技术应用于人群队列研究,合理地采集、处理和储存生物样本至关重要。本章描述了上述流程的主要步骤,重点关注研究设计和程序开发中的三个方面:(1)保证采集的样本类型适配目标分析;(2)合理地进行样本处理、运输和储存以保持样本完整性并可用于后续研究;(3)兼顾样本关联和安全性的要求。上述考虑不仅限于前瞻性研究,而且对所有涉及大规模生物样本采集和储存的研究都很重要(例如,回顾性病例-队列研究)。

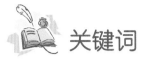

关键词

生物样本库;队列研究;生物样本;检测;储存;处理;关联

缩略词

CKB　China Kadoorie Biobank　　　　中国慢性病前瞻性研究
DMSO　dimethyl sulfoxide　　　　　　二甲基亚砜
DNA　deoxyribonucleic acid　　　　　脱氧核糖核酸
EDTA　ethylenediaminetetraacetic acid　乙二胺四乙酸
PST　plasma separator tube　　　　　等离子体分离管
RNA　ribonucleic acid　　　　　　　核糖核酸
SOP　standard operating procedure　　标准操作流程
SST　serum separator tube　　　　　血清分离管

 引言

　　前瞻性人群队列研究能够从生活方式、遗传、环境等环节全面深入研究多种疾病的致病因素、发病机制并进行风险预测。在以生物样本库为基础的人群队列研究中,为了能够利用高通量技术测量多种细胞、遗传、生化及其他生物标志物,合理地采集、处理和储存生物样本不可或缺,这将进一步拓展临床和流行病学研究问题的范畴(Chen et al.,2011;Sudlow et al.,2015)。生物标志物检测和评估有助于探索和阐明疾病的病因和病理机制,改善疾病风险预测、诊断和预后评估的临床工具,并确定潜在的治疗靶点。人群队列研究通常在一般人群中进行大规模的生物样本采集,需耗费大量人力和物力,因此必须精心规划,确保采样流程便捷、经济高效并为研究对象所接受。此外,样本需在标准、可控条件下进行采集、处理和储存以保持其完整性,必须制定和试行详细的方案,确保其可靠实用,并保证样本和采集个体间的准确关联。样本可在采集时或采集后不久用于生物标志物检测分析,也可长期保存以供将来研究。样本类型、采集、处理和储存的条件和所用样本管类型共同决定了可供研究分析的生物标志物种类。生物样本采集的宗旨是从有限的生物资源中获取最大限度的高质量数据,同时允许储存的样本能够用于尚未预见的研究分析,以确保人群队列研究能够实现当前研究目标、参与其他人群队列研究的合作研究,并适应未来技术的进步。

② 研究设计和计划

在以生物样本库为基础的人群队列研究的研究设计阶段,须谨慎规划生物样本采集、处理、储存、出库及检测的总体策略以及各个阶段的详细流程(图4.1)。研究者应预先开展文献综述,并与利益相关者及各领域专家协商,确定采集的样本种类、研究对象对采集方案的接受程度、在现有资源和设施支持下的项目可行性以及未来样本检测的主要优先事项。

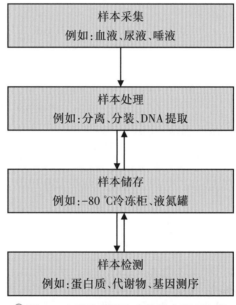

🎙 图4.1　人群队列研究生物样本处理流程

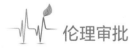 伦理审批

拟定的生物样本策略首先需要符合国家、地方的生物样本采集和使用的法律法规,然后由相关伦理委员会在综合考虑后做出审批:(1)方案的科学合理性;(2)可能给研究对象带来的不便和不适。伦理申请书应该包括对样本检测中的意外发现(例如,发现了疾病的遗传易感性)的应对方案。知情同意的信息材料中需要说明样本的采集、储存流程以及未来可能的用途,以便研究对象能够对其参与做出知情决定(见第2章)。研究对象有权撤回包括对其生物样本和任何相关数据储存和使用的知情同意。

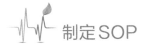 制定SOP

一旦确定整体研究策略,在开展样本采集前应制定并验证详细的流程(实施方案或SOP),涵盖样本采集、处理、储存、出库和检测的各个阶段,并详述具体操作步骤。开展样本采集和处理的预实验至关重要,以确保整个流程清晰实用、易于遵循,可供多个研究地区的工作人员统一使用,能获取符合研究目的的样本,并且保证信息技术系统正常运行。

样本采集后应简化处理过程,将样本分装成多个子管或不同组分,以保持样本的完整性,最大限度地减少降解和损失。最好于样本采集后立即在中心实验室进行样本的集中处理,但这样做的缺点是需要频繁(至少每天)将样本从各个项目地区转移到中心实验室,导致样本延迟冻存。集中处理与本地处理的相对优势将取决于设备的可及性、样本保存所需冰块的稳定供应、运输物流的情况以及所采集样本的性质。

 建立存储基础设施

应提前确定并采购关键硬件和基础设施,尤其是用于采集和储存样本的样本管,不仅应适配储存温度,而且能够在不破裂或标签损坏的情况下允许解冻和再冷冻(可能多次)。每个样本储存点,包括在运送到中心样本库前的项目地区存储点,都应有足够的冰箱和/或冷冻空间。储存温度应适合样本的长期保存,并制订在不同地区间运输样本的计划。

 开发信息技术系统

开发信息技术系统和程序以记录样本关联和处理的所有细节至关重要(见第7章)。在CKB中,研究者开发了许多与样本采集和处理相关的信息技术应用(表4.1),还开发了用于记录指定冷冻管相关数据(例如,剩余样本量)的系统。在样本采集中融入电子信息记录,包括使用条形码追踪、进行研究对象与样本关联,有助于确保准确执行生物样本处理流程,减少数据收集的错误和遗漏。在研究对象招募过程中,项目地区和协调中心间的直接通信有助于实时监测样本处理情况,以便及早发现和纠正问题。

表4.1　CKB开发的与生物样本相关的信息技术应用

流程	软件名称	软件用途
采集	BarcodeChecker	检查预先标记的冷冻管上的条形码
	SampleLogging	记录每天项目点收到的血液/尿液样本
	BrowsePacks	查看每天项目点的血液/尿液样本清单
处理	SampleAli	管理分装的样本并记录样本关联
	Limousine	同步更新研究和实验室数据库

续表

流程	软件名称	软件用途
转移	SampleTracking	管理样本盒在不同中心间的转移
	Cryovials Handler	记录冷冻管在不同冷冻盒间的转移
	ExternalShipments	管理样本到外部实验室的运输
	BoxHistory	样本在中心间的转移记录
储存	StorageAreaConfig	样本存储容量的配置
	NccStore	管理样本在冰箱和液氮罐中的储存
	IccStore & Ncc Sample Locator	以图形方式搜索和查看样本的储存

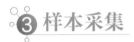 **3 样本采集**

在规划样本采集时需考虑人群队列研究重点关注的疾病和危险因素,这将为采集的生物样本类型及其处理和储存方式的选择提供依据。在大型自然人群队列研究中,样本采集工作必须切实可行、具有成本效益且能够大规模开展。

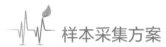 **样本采集方案**

样本采集需要为研究对象所接受,尤其是对于侵入性操作或采集过量样本等降低参与积极性的操作,除非能够证明其能产生额外的信息,否则应予以避免。同样,在决定是否需要采集空腹样本时,应综合考虑给研究对象带来的不便、操作时长等实际问题以及所获得额外信息的价值(例如,空腹状态对于糖尿病相关研究可能很重要)。如果是非空腹样本,则应收集研究对象上次进食或饮水的时间,以便在分析受膳食影响的生物标志物时对空腹时间进行相应调整。

在社区环境中的常规样本采集一般可以成功开展,例如在基线招募期间,采集率可接近100%(如 CKB 采集了 99.98% 研究对象的血液)。然而,对于一些采集难度大的样本或检测复杂的指标(如粪便、血细胞计数),研究者可以选择采集率较低的方案,比如只采集部分研究对象的样本。还有一些在其他时间采集的样本,例如重复调查,或者需要研究对象使用研究提供的工具包在家中采集样本,采集率必然较低。与研究对象选择和招募时的注意事项一样,只采集部分研究对象的样本时也应考虑如何避免或减小可能由此引入的偏倚(例如,由于特定亚组无法提供样本导致的偏倚)。

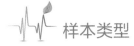 样本类型

前瞻性人群队列研究通常会收集全血及其组分,这些样本可用于测量一系列重要的遗传和非遗传生物标志物。除血液外,前瞻性人群队列通常还会采集其他类型的样本,如尿液、唾液、粪便、指甲或头发(表4.2)。专病研究(例如,聚焦恶性肿瘤的以生物样本库为基础的人群队列研究)可能会收集肿瘤活检样本或其他临床标本(Patil et al.,2018)。血液采集相对简单,并能提供丰富的数据。例如,10~20 mL的血液样本可进行多种检测,包括测量循环代谢物和蛋白质,提取基因组DNA进行基因分型或测序。除了采集能长期储存的样本外,可能还需要采集额外样本,来对一些可进行快速检测的关键生物标志物(例如,血糖、血脂)进行即时检测。

表4.2　生物样本类型及其可能的检测物质

样　本　类　型	检　测　物　质
血液组分	
全血	血细胞计数、RNA(转录本)
红细胞	糖化血红蛋白、脂肪酸
白细胞	DNA(测序、基因分型、甲基化)
血浆或血清	代谢物、蛋白质、抗体、微生物
尿液	代谢物、蛋白质、电解质、微量元素
唾液	DNA(测序、基因分型、甲基化)、口腔微生物群
粪便	肠道微生物群、潜血
其他组织	微量元素
临床标本(如肿瘤活检)	疾病特定因素,如组织病理学、体细胞突变

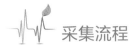 采集流程

样本采集流程应清晰易懂,尽量减少研究对象的不适,并在多个研究地区实现标准化,在流程、设备和消耗品方面保持一致。所使用的设备应按照明确的时间表定期维护和校准,并做好详细记录。用于采样的样本管或容器必须满足日常操作、样本处理和长期储存的条件。在整个研究期间,所有采集的样本都应标记清楚,并与研究对象准确关联。最有效的方法是在样本管上贴上条形码并使用信息技术系统记录样本关联(见第7章),然而这需要制定严密的操作流程以确保记录的信息准确无误。在CKB中,基线招募时会给每位研究对象分配一个唯一的研究编码(8位数编码),并提供一张印有多个条形码的纸(用于识别研究编码,此外无其他身份识别信息),研究对象需要将其带到项目地区调查室的工作站。其中一个条形码需要贴在采血管上,从而将血液样本与研究对象关联起来。

样本采集方法应与计划的样本用途相对应,既要考虑稳定样本以防止某些生物标志物

降解,又要考虑防腐剂对未来检测可能造成的影响。例如,保存用于RNA转录本检测的样本时需要使用能降解其他生物标志物的特殊试剂;使用EDTA管采集样本有利于分离白细胞层以提取DNA并抑制DNA酶的作用,但可能会干扰部分生物标志物的检测。开展预实验有助于促进后续的样本处理和分析。例如,英国生物银行在最终确定样本方案前经过了大量的预实验和验证研究(Elliott et al.,2008;Sudlow et al.,2015)。在基线调查时,英国生物银行同时采集了多份血液(以及唾液和尿液)样本,并装入含不同防腐剂和稳定剂以及不同盖子颜色的专用真空管(见表4.3):分离血浆时使用抗凝剂(EDTA,肝素锂),分离血清时使用凝血激活剂。

样本可由经过培训的研究人员、医护人员采集,也可由研究对象本人在正确指导下采集。一般来说,应在调查现场如研究对象入组或进行其他项目时采集样本。血液采集必须由接受过静脉采血培训的工作人员进行,而某些其他类型的样本(例如,尿液或唾液)可由研究对象在项目现场或家中自行采集。如果是活检和其他临床标本,则由专科临床医生在医院进行采集。

表4.3 英国生物银行基线采集的样本

样本	真空采血管	组　　分
血液	EDTA(9 mL*2)	血浆、白细胞、红细胞
血液	肝素锂(PST)	血浆
血液	二氧化硅凝血激活剂(SST)	血清
血液	枸橼酸葡萄糖	DMSO血
血液	EDTA(4 mL)	血液学(即刻)
血液	Tempus管	全血(RNA)
唾液	采样管	混合唾液样本
尿液	采样管	尿液

注:经许可,改编自 Peakmant Elliott (2010)。

 ## 降低潜在风险

生物样本的采集可能给研究对象(例如,抽血时晕厥)和研究人员(例如,液氮飞溅)带来风险,应采取适当的安全防护措施,工作人员应根据需要穿戴防护装备,如手套和白大褂,并配备相应设施以处理被污染的生物材料和消耗品。如果计划用液氮快速冷冻样本,除了要有适当的设备来保护研究对象和工作人员免受冻伤外,还必须确保有足够的通风设备。血液样本可能感染HIV或HBV等,在采血过程中针头刺伤会造成重大风险,因此应制定恰当方案,以尽量减少上述风险,并在发生此类事件时进行治疗。

❹ 样本处理

生物样本在储存和检测前通常需要经过某种形式的处理,无法在采集时立即冷冻的样本需要冷藏,可以放在4 ℃的冰箱或装有冰袋的保温集装箱中(例如,在运输过程中)。根据样本的类型,可以在项目现场采集时、集中储存前或后续检测时进行不同的处理。在处理过程中必须保持样本的完整性,并控制和记录持续时间、温度以及冻融循环次数等关键参数,以避免样本及其检测物质的降解。

在样本量充足和样本类型允许的情况下,应将每个样本分为多个子管。这对样本储存非常重要,能为不同类型的检测提供更多选择,避免样本经历多次冻融循环,并允许同一样本异地存储(防止单一样本存储地点发生灾难性故障)。因此,如果条件允许,应在样本采集后立即进行分装。每个样本的分装份数及对应样本量应根据存储容量、成本以及未来的使用计划决定。

生物样本的处理应遵守国家和地方职业安全条例,通常在生物安全柜中进行,或遵循不同风险等级的生物危害控制程序(例如,处理全血时避免血液传播病毒的污染)。未使用的生物材料(例如,分装后剩余的生物材料)和被污染的容器及消耗品必须按照规定进行安全处置。

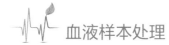

血液样本处理

大多数以生物样本库为基础的人群队列研究将从研究对象中采集一份或多份血液样本。血液采集后应立即冷藏(或按其他要求冷藏,例如血清样本应先在室温下放置30分钟以便凝血),并在处理前始终保持冷藏状态。如果设施允许,也可以在调查现场进行处理,但当地可能缺乏适当的生物危害防护设施或足够的冷冻储存设施。转移至中心集中处理将有助于确保样本处理的一致性。血液样本通常会根据后续检测和样本采集时使用的真空采血管类型,通过离心分成不同的组分(例如,血浆、血清、白细胞、红细胞),然后将每个组分转移到一个或多个单独的采血管中用于长期冻存。

CKB对每位研究对象采集了一份10 mL的EDTA血样,血样采集后立即冷藏,通过快递从调查现场运送到10个项目地区的实验室,并在采集后24小时内进行处理,从采集到处理的平均时长为10小时(图4.2)。处理过程包括通过离心分离组分,然后使用移液枪手动将样本分装为1份白细胞层和3份血浆。分装后的组分通过干冰运输到国家项目办,在-80 ℃冰箱(白细胞层)或液氮罐(血浆层)中长期储存。血浆层分别储存在两个不同的位置,以防样本丢失。

详细记录样本关联是所有处理阶段的关键步骤。每个阶段的方案设计都是为了尽量减少错误,所有用于分装血浆和白细胞层的冷冻管都预先贴上了条形码,并通过扫描原始血液样本管和新冷冻管的条形码来记录关联(图4.3)。储存冷冻管的冷冻盒也被贴上标

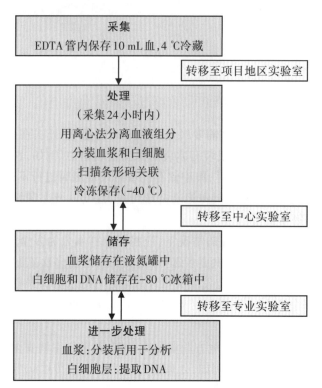

图 4.2　CKB 血液采集、处理和储存流程概述

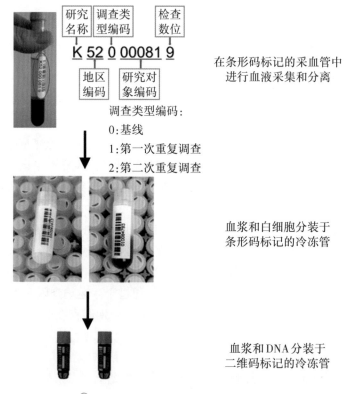

图 4.3　CKB 血样处理和条形码编码

签并进行扫描,记录每个冷冻管在盒中的位置,这样就产生了第二个独立的关联记录,以防冷冻管条形码损坏等情况发生(图4.4)。为进一步确保关联的准确性,冷冻盒和冷冻管的条形码都包含一个校验码,以防止错误扫描。

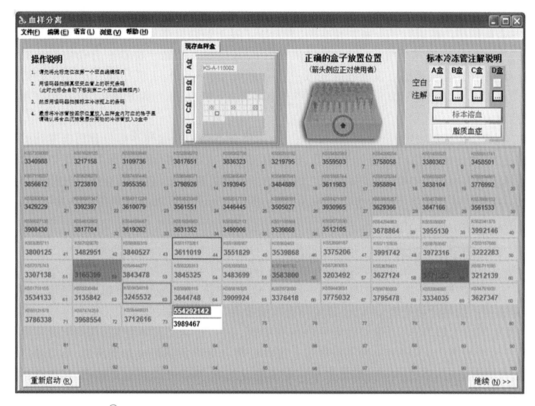

图4.4　关联研究编码、冷冻管条形码及其样本盒中位置的软件

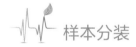 样本分装

　　使用高通量技术等方法检测生物标志物通常只需要少量血浆或血清,因此可以进行大量不同的检测。然而,在不同的检测中重复进行血液取样会导致多次冻融循环和冷冻管的开合,有可能造成样本降解和污染,以及意外损坏和丢失。因此,将基线调查时采集的血液组分进一步分装成多个单独子管(可能是一次性的)并长期储存,使得研究能够在未来应用更先进的技术进行检测。在后续处理储存样本时,应确保所使用的方法能可靠地应用于生物样本库的大量样本中,而不会降低检测的数量和质量。

　　在首次使用样本时进行分装可以避免不必要的冻融循环,或者分装也可以作为一个单独流程有计划地进行,以备将来使用。CKB同时采用了这两种方法——将2.5万份样本(1 mL)分装成子管(50~400 μL)用于检测临床生物标志物、代谢组或蛋白质组,另外10万份样本也被分装成子管用于将来的高通量分析。此过程使用规格为96个/盒的冷冻管,冷冻盒上贴有二维码,无需从盒中取出即可扫描记录所有冷冻管在盒中的位置,从而可以直接准确地追踪样本的移动和关联情况。

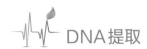
DNA提取

对血液样本的其他处理可能包括从储存的白细胞层中提取基因组DNA,目前有多种不同的提取程序。在进行了一系列预实验,并开发了用于追踪样本和监测DNA提取数量和质量的程序和信息技术系统后,CKB最终采用的DNA提取方法是一种基于自动化磁珠的方案。1 mL白细胞层平均可以提取约90 μg DNA,将其悬浮于400 μL缓冲液后分成两等份,其中一份用于长期储存,另一份缓冲液稀释至标准浓度(50 ng/μL),用于基因分型、测序和其他检测。

CKB设计了严密的程序和信息技术系统,以确保准确记录源样本和处理后样本间的关联。在提取DNA和自动化液体处理前,扫描白细胞层冷冻管并记录其在24孔管架上的位置,然后将其与装有DNA等份并贴好二维码的冷冻管关联起来,后者储存在已被标记和扫描的96孔盒中。除单个样本的关联外,CKB也准确记录了盒号以及样本在盒中的位置。

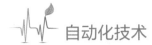
自动化技术

自动化系统可以提高样本处理的质量和一致性,例如,使用液体处理机械臂可以高效准确地进行大规模分装处理,可以通过编程让机器按设定的样本量、特定规格的样本管分装样本,同时准确关联样本,并记录过程中的所有步骤。相较于人工样本处理,自动化处理更快速、一致性更高,且不容易出现关联错误。液体处理自动化系统可能非常昂贵,而且建立一个新的系统有时可行性不高,但如果有可用的现成设备,则应考虑使用。然而,自动化样本处理一旦发生错误可能会影响大量样本。例如,自动移液器密封泄漏可能导致样本被水稀释,影响样本检测结果,且这一问题可能只有在数据分析时才会被发现(UK Biobank,2019)。因此,必须对液体处理及其他自动化系统进行严密监测,并定期检查和维修。

❺ 样本运输

样本通常需要从调查现场运送到中心实验室进行处理和储存,随后这些样本还可能被运送到不同的实验室(有时是国外实验室)进行进一步处理和专业检测。

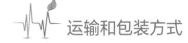
运输和包装方式

最佳运输方式应根据研究地点间的相对位置来决定,并考虑运输时间、条件、安全和成本。运输方式包括空运、海运、铁路、公路、私人交通工具、公共交通或邮寄。某些类型的样本或制冷材料(例如,干冰)可能需要采用特定运输方式或特殊包装。样本运输通常由专业的物流公司负责,在当地法律允许并有适当保险的情况下,短途运输可以由研究人员完成。

在CKB中,部分从地区项目办到国家项目办的运输由研究人员完成。只要样本和包装符合当地物流规定,研究对象在自己家中或当地医疗中心采集的样本也可以邮寄到处理或储存地点。

在运输过程中必须采用合适的储藏箱、冷藏袋或软垫信封包装样本,以保证样本质量。大多数情况下,样本运输过程中应控制温度并严密监测,以保持样本处于冷藏或冷冻状态。制冷材料(如干冰或冷冻块)的数量应与运输的规模和时间相匹配。可以在包装箱中放置温度计,以便持续监测运输条件。

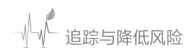

追踪与降低风险

应密切监测生物样本的所有运输过程,以便在任何时间都能确定样本的位置。CKB开发了"SampleTracking"软件程序,用于记录运输中的样本和样本盒、样本采集和入库时间,以及样本入库时的状况(图4.5)。所有样本在发送方出库和接收方入库时均需要扫描单个冷冻管和/或冷冻盒的条形码以核对信息。

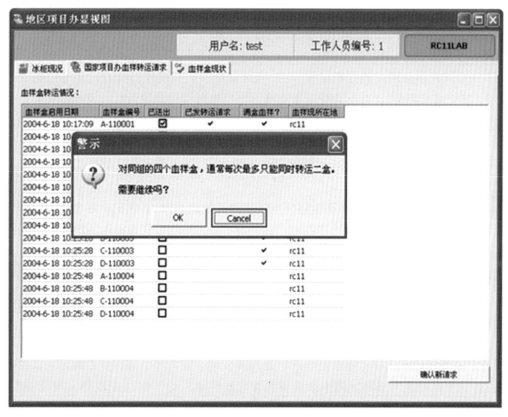

🖈 图4.5　CKB中用于管理样本运输的软件

样本运输过程存在丢失、损坏或降解等潜在风险。例如,如果运输途中出现延误,包装中的干冰可能会耗尽,导致样本解冻。降低此类风险的关键是将同一样本分装并分批运输,以避免某一研究对象的样本全部丢失。此外,应避免在重大节假日期间或主要负责人员无法密切监测运输进展时运送样本,应仅在工作人员知情,且能在目的地接收和适当处理样本时运送。生物样本的运输必须符合国家或地区的相关规定。与物流公司签订的运输协议通常要记录样本可能造成的生物危害,物流公司应配备相应保险,以应对样本丢失、损坏或因事故导致公众接触运输内容物的情况。

❻ 样本存取

在基线调查或其他情况下采集的生物样本都是十分宝贵且不可替代的。一个大型生物样本库可能拥有数百万个独立样本,因此需要仔细设计一个既能安全可靠储存,又能高效取出样本以进行检测的管理系统。

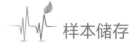 样本储存

大型生物样本库的样本长期储存采用单个或少数中心样本库时效率最高。样本库应配备满足样本储存要求的设施,如冰箱或冷藏室(4 ℃)、冷冻箱(-20 ℃、-40 ℃、-80 ℃)或液氮罐(-200 ℃),并具备即时储存新接收样本、应对设备维护和故障的能力。温度控制至关重要,应安装监测报警系统,并配备备用发电机以便停电时维持系统运行。应预留并确定备用储存空间作为应急使用,以应对例如自然灾害或重大设备故障等突发状况。例如,CKB预留了大量的-40 ℃储存空间,以备不时之需。同一研究对象的多份样本应尽可能异地异库储存,既要储存在不同的冷冻库中,也要储存在不同地点,以免单次故障破坏或危及来自同一研究对象的所有样本。

在计划检测样本时,特别是需要将样本转移到其他地点时,必须记录每个样本的具体储存位置并追踪样本在样本盒或冷冻箱之间的转移。在CKB中,信息技术系统按以下层次记录所有样本在中心样本库的物理存储位置:冷冻箱编号;层号;货架编号;样本盒编号;盒内位置(图4.6)。

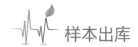 样本出库

通常需要将样本从样本库中取出进行处理或检测。完善样本储存位置的记录以及转移监测,有助于在冷冻库或液氮罐中准确查找并取出样本。对于DNA提取等大规模流程,可以逐盒处理样本,但其他检测(例如,巢式病例对照研究)可能涉及单个样本的出库。在选择单个样本的情况下,为避免损坏或丢失样本且便于对样本进行追踪(例如,在运输期间),应将样本转移到新的样本盒中,并记录其位置变更。整理样本清单可提升样本出库效率,避免多次打开冷冻箱或液氮罐,影响其温度控制。CKB专门为样本清单的生成与样本追踪开发了信息技术系统。在取出样本时,应控制其温度,例如将样本盒置于干冰上。

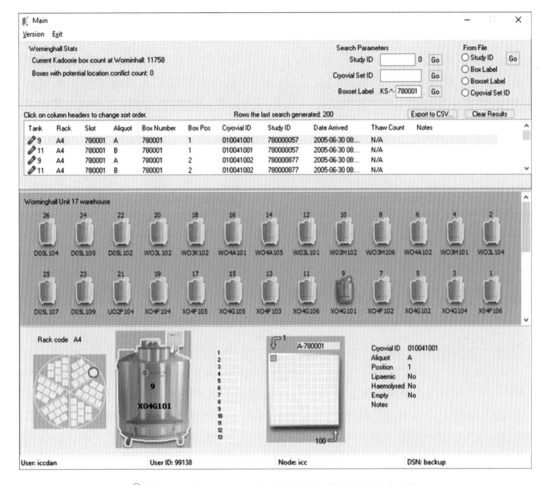

图4.6 记录CKB中心样本库样本位置的信息技术系统

⑦ 样本检测策略

　　生物样本是不可再生资源,应谨慎规划生物样本的检测和分析,以避免浪费、降解或过度损耗。除了样本类型和数量外,在规划样本检测时还需要考虑许多其他因素,例如:(1)某些检测可能需要未经过多次冻融循环的样本;(2)不同的检测服务商可能需要按不同规格分装的样本;(3)不同检测所需的生物样本量可能差别很大,从几微升到几毫升不等;(4)资金可能会限制检测的样本数量。因此,需在首次检测前充分考虑未来检测的需求。

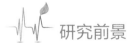 研究前景

　　既往,单个研究检测的生物标志物的数量通常十分有限,或者样本检测策略可能受最

初的研究目的主导,集中在特定研究问题上,只检测部分生物标志物。这种方法仍然很有价值,因为它们通常比大范围检测提供了更详细、更深入的信息。然而,随着检测方法和技术的不断进步,现在可以一次性检测数百、数千甚至数百万个生物标志物,且通常使用一小部分样本即可实现高通量检测。这些"组学"检测方法包括全基因组测序或基因分型、DNA甲基化阵列、转录本丰度估计以及循环蛋白质或代谢物检测(表4.4)。其他技术(例如,脂质组学、离子组学)也可以为每个样本提供大量数据,但通量略低。多组学检测策略经济高效,可以利用少量样本最大限度地生成数据,从而平行研究多种疾病和危险因素。

表4.4　以生物样本库为基础的大型人群队列研究中的组学检测策略

类型	检 测 方 法	生物标志物数量
基因组学	基因分型、测序	0.2亿～30亿
表观遗传学	DNA甲基化阵列、亚硫酸盐测序	80万～330万
转录组学	RNA阵列、RNA测序	2万～6万
蛋白组学	蛋白质检测	>4 000
代谢组学	代谢物检测	>1 000

研究通常希望利用少量样本进行试验性分析,例如探索某种检测物质对特定研究问题的价值,或研究新技术或正在开发的技术。如果能收集到重复样本,就可以用于此类探索性分析,而不必耗费宝贵的基线样本。可以使用在基线调查时通过设计或偶然采集到的重复样本(在CKB中,约3 000名研究对象在两个不同的调查地点完成了整个基线调查),与研究对象关联存疑的样本(例如,由于抽样处理错误),或在不同时间地点按照相同样本处理和储存流程采集的样本。

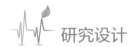 研究设计

研究者需谨慎规划生物标志物检测中的样本使用。最好能够一次对以生物样本库为基础的人群队列研究中的所有研究对象进行检测。这样做除了能最大程度地获取信息并对广泛的研究问题进行探索外,也能保持检测流程的一致性、最大限度地减少样本损耗、降低不同时间和不同批次检测结果间的变异,避免引入偏倚和/或降低后续分析的统计功效(例如,由于发生特定疾病终点事件的研究对象比例过高)。然而,由于成本和资源有限(尤其是一些新兴组学技术),有时只能对部分研究对象进行检测,或分阶段进行检测。在这种情况下,巢式病例对照研究可能是一种选择,选择特定疾病的病例以及一组匹配的或基于队列的对照进行检测(见第1章)。然而,这种研究设计可能复杂且耗时,还可能导致无法与其他子人群的测量结果进行比较(Conroy et al.,2019)。总而言之,必须仔细考虑样本消耗问题,并尽量减少冻融循环次数,以免损害样本。

批次效应是分阶段检测子人群的一个特殊问题,即检测结果受到非生物过程的影响,如设备、试剂或处理方法的差异。为避免批次效应,应按随机顺序检测样本,尤其是在病例对

照设计中。规划样本检测时需要考虑的其他要点包括:对(部分)样本进行重复测量以评估结果的可重复性;在不同时点对同一研究对象的重复样本进行检测以测量生物标志物的生物学变化。后一种重复测量对于评估所测生物标志物与后续疾病之间的关联强度尤为重要。

⑧ 监督与故障排查

样本处理过程中的错误难以在发生时显现,通常只有出现了异常或不可信的生物标志物检测结果时才被发现。常见的例子包括:(1)研究对象报告的性别与根据基因数据或激素(例如,睾酮)检测结果推断的性别不符;(2)关键代谢物的检出值超出预期范围(例如,血糖水平极低,与研究对象的意识状态不符);(3)检测结果与研究对象的特征不匹配(例如,报告的非吸烟者体内尼古丁代谢物水平较高)。个别的结果不匹配不一定反映样本处理错误,但类似问题的集中出现可能提示这一错误的发生,例如在样本提取或分装过程中,由于一盒冷冻管被倒置、调换或贴错标签而导致的关联错误。

如果这类错误未被纠正,就必须舍弃所有数据,不仅是错误匹配样本的检测结果,还包括可能受到影响的所有样本及其检测结果。因此,对样本位置变更、关联信息和样本处理过程进行严密追踪就尤为重要。这也是通过个人唯一识别码(编码和条形码)准确追踪样本管和样本盒的价值所在。标记个人唯一识别码可以通过贴标签的方式(例如,在样本采集时)或者将其作为样本储存容器生产过程的一部分。通常情况下,如果保存了足够详尽的记录,那么根据关联错误区块内的错配模式,就可以确定导致错配的原因并纠正关联错误。例如,在CKB中,基因分型数据因关联错误导致了1 000余个性别错配(1%),通过精确识别样本采集、DNA提取或分装过程中的样本处理错误,纠正了这一问题。

充分记录样本处理过程还有助于纠正其他错误,例如英国生物银行的某子人群的血浆样本在分装过程中不慎被稀释(UK Biobank,2019),因其详细记录了错误发生时是哪些样本被分装,从而能够对受影响样本的后续临床生物标志物检测结果进行调整而非舍弃所有数据。

⑨ 小结

研究对象的生物样本是以生物样本库为基础的人群队列研究可利用的最重要资源之一。样本采集、处理、储存、出库和检测等各个阶段都需要预先进行仔细规划,尤其要注意确保样本的长期完整性。维护样本记录和追踪系统至关重要,以确保样本检测结果与该研究对象其他数据间的正确关联。为了实现这些目标,正如CKB所做的,必须制定明确的方案、详细的SOP和开发强大的信息技术系统,并严格执行。对生物样本采集和使用的密切关注将对人群队列研究产生深远的影响。

(翻译:巫婷、史洪静、孙栋;审校:庞元捷)

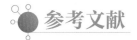 参考文献

Chen Z, Chen J, Collins R, Guo Y, Peto R, Wu F, et al. China Kadoorie Biobank of 0.5 million people: survey methods, baseline characteristics and long-term follow-up. Int J Epidemiol. 2011;40:1652-66.

Conroy M, Sellors J, Effingham M, Littlejohns TJ, Boultwood C, Gillions L, et al. The advantages of UK Biobank's open-access strategy for health research. J Intern Med. 2019;286:389-97.

Elliott P, Peakman TC, Biobank UK. The UK Biobank sample handling and storage protocol for the collection, processing and archiving of human blood and urine. Int J Epidemiol. 2008;37:234-44.

Patil S, Majumdar B, Awan KH, Sarode GS, Sarode SC, Gadbail AR, et al. Cancer oriented biobanks: a comprehensive review. Oncol Rev. 2018;12:357.

Peakman T, Elliott P. Current standards for the storage of human samples in biobanks. Genome Med. 2010;2:72.

Sudlow C, Gallacher J, Allen N, Beral V, Burton P, Danesh J, et al. UK Biobank: an open access resource for identifying the causes of a wide range of complex diseases of middle and old age. PLoS Med. 2015;12:e1001779.

UK Biobank. Biomarker assay quality procedures: approaches used to minimise systematic and random errors (and the wider epidemiological implications). 2019. http://biobank.ndph.ox.ac.uk/showcase/showcase/docs/biomarker_issues.pdf.

第5章 通过数据链接长期监测人群队列研究对象的健康结局

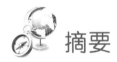

摘要

　　大型前瞻性人群队列研究可以对生活方式、环境和遗传因素及其复杂相互作用与疾病病因的相关性进行可靠评估。前瞻性研究的价值不仅有赖于大量研究对象的招募,还取决于长期监测研究对象的健康结局的能力。对于在相对健康的成年人中开展的大型前瞻性研究,每年只有一小部分研究对象会死亡或罹患某种疾病,因此需要对研究对象的健康结局进行长期随访。除了随访死因别死亡,非致死性疾病结局的随访也极为重要,这将大大提高研究把握度,扩大可研究的疾病范围。长期维持队列的稳定性并准确收集和确认该队列人群的各种不同疾病的高质量健康结局数据的工作极具挑战性。本章概述了大型人群队列研究中致死性和非致死性健康结局长期随访的相关工作范围和实用程序。

关键词

前瞻性研究;人群队列;随访;健康结局;死亡;发病;ICD

缩略词

DOB date of birth	出生日期
DSP disease surveillance points	疾病监测点
HI health insurance	全民基本医疗保险
HID health insurance number	医疗保险号
IARC International Agency for Research on Cancer	国际癌症研究机构
ICD International Classification of Diseases	国际疾病分类
IT information technology	信息技术
NCDs non-communicable chronic diseases	慢性非传染性疾病
NID National Identity Number	居民身份证号
VA verbal autopsy	死因推断
YOB year of birth	出生年份

1 引言

  大型前瞻性人群队列研究可以对生活方式、环境和遗传因素及其复杂相互作用与疾病病因的相关性进行可靠评估。前瞻性研究的价值不仅取决于大量研究对象的招募和大量疾病相关暴露因素数据的收集,还取决于对研究对象的健康相关结局进行长期监测的能力。由于前瞻性研究通常从一般人群中招募相对健康的成年人,所以每年只有一小部分研究对象会死亡或罹患某种疾病。因此,为了积累大量特定疾病的病例,需要持续开展长达几年甚至数十年的随访。除死因别死亡外,还应优先考虑对非致死性疾病结局进行随访,这将大大提高研究的把握度,扩大可研究疾病的范围。长期随访的关键是确保完整、一致、准确、及时地收集研究对象的各种健康结局数据。此外,还应妥善维护研究队列,以尽量减少失访。要实现这些目标,就必须仔细地设计并开发经济高效的长期随访办法。本章概述了在前瞻性研究中与长期随访相关的工作范围,以及可考虑采用的数据来源。此外,本章还介绍了可协助快速开展大量工作的实用程序和系统。

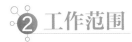

❷ 工作范围

根据研究设计和研究目标的不同,前瞻性研究可以考虑纳入多种与健康相关的结局。这些结局可能包括特定原因的死亡和发病(如肿瘤发病)、任何住院情况、初级卫生保健以及其他与健康相关的数据。随访方法可能会因所关注的结局、研究设计以及已建立的地方或国家基础卫生设施的不同而有所不同。不同的信息系统可能会记录到不同的情况,也可能会记录到特定个体的相同疾病事件,从而便于交叉验证,提高真实性、可靠性和一致性。

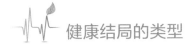

健康结局的类型

在针对常见慢性非传染性疾病(non-communicable chronic diseases,NCDs)开展的前瞻性研究中,由于大多数地区开展了死因登记,所以死因别死亡是最常收集的健康结局。虽然死亡是最重要的健康结局之一,但死亡数据可能无法全面反映某些疾病的自然史,特别是一些病程迁延的疾病(如慢性阻塞性肺病),也无法对一些非致死性疾病(如眼科疾病、骨骼疾病)的病因进行研究。此外,与发病数据相比,死亡数据在评估某些危险因素暴露(如肥胖、血脂水平)与某些疾病的相关性时,可能会受到反向因果偏倚的严重影响(见第1章)。在前瞻性研究中,收集除死因别死亡之外的其他健康结局数据,不仅能提高研究把握度和疾病诊断的准确性,还能大大增加可研究疾病的范围。此外,还可以开展不同类型的研究,如特定疾病的自然史和健康管理(Chen et al.,2020)。表5.1概述了前瞻性研究应考虑的主要健康结局类型及其可能的数据来源。无论健康结局的类型及其数据来源如何,都应验证所收集疾病事件的报告准确性并进一步描述所收集的临床特征(见第6章)。

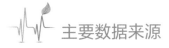

主要数据来源

在前瞻性研究中,获取健康相关信息的数据源和系统可能会有所不同,这取决于当地的基础设施、医疗保健系统以及可能需要获得的必要许可(表5.1)。一般来说,应把能获取人群可靠的死因别死亡信息作为针对非传染性疾病的大型前瞻性研究的最低要求。若可行,应通过官方死因登记部门收集死亡信息,这些登记数据提供了官方死亡证中记录的死亡原因的详细信息。在许多国家,死亡证都是人们死亡时所需的重要法律文件,通常由证明个人死亡身份的医生签发,或由官方登记员根据死者家属报告的死亡日期、地点和可能的死亡原因签发。死因登记系统往往涵盖特定地区全部或大部分特定人口,具有良好的记录,因此长期以来一直被广泛用于流行病学研究,在大型前瞻性研究中应优先使用。

表 5.1　前瞻性研究中健康结局的主要类型和可能的数据来源

结　　局	可能的数据来源
死因别死亡	死因登记系统 专项调查
疾病发病	肿瘤疾病监测系统 心血管疾病监测系统 专项调查
住院记录	医院病例统计(hospital episode statistics, HES) 全民基本医疗保险报销数据库 专项调查和自报记录
其他健康结局	初级卫生保健记录 口腔科和职业记录 肿瘤筛查数据库 心理健康数据库 儿童健康记录和教育结果

　　疾病监测系统提供关于一般人群或目标人群中特定疾病或疾病类别的发病信息。最常见的疾病监测是肿瘤登记,而在某些国家,其他主要疾病(如脑卒中、缺血性心脏病)也有越来越多类似的发病登记。与死因登记相比,疾病监测通常包括更详细的临床信息,涵盖疾病诊断程序(如更详细的肿瘤组织学、实验室检测),但其覆盖范围、质量和所收集信息的完整性可能各不相同。许多国家都建立了完善的肿瘤登记制度,一般都遵循国际癌症研究机构(International Agency for Research on Cancer, IARC)制定的标准程序。其他特定疾病监测通常遵循当地卫生管理部门的要求。但与死亡和肿瘤登记相比,这些登记处大多是在没有严格制度规范的情况下建立的,可能会面临更多的技术挑战,所收集信息的覆盖面和质量也可能不够理想。

　　在许多国家,也可以考虑与其他卫生信息系统建立链接。具体例子包括英国的医院病例统计(hospital episodes statistics, HES)(Herbert et al., 2017)、中国的全民基本医疗保险(health insurance, HI)报销数据库(Levy et al., 2020)以及英国和许多北欧国家的初级卫生保健记录(Sudlow et al., 2015),其中一些系统(如 HES、HI)被常规用于监测一般人群中医疗服务的使用情况和经济成本。虽然这些系统不是为特定研究目的而建立的,但仍可为前瞻性研究提供有关疾病诊断和管理的住院和门诊信息。但是,这些系统数据经常不能直接用于前瞻性研究,而且除了需要获得相关政府部门的正式批准才能使用数据外,还可能存在数据完整性、质量和一致性方面的问题。举例来说,中国的医保系统一般不提供与报销目的并不直接相关的疾病亚型的详细信息(Chen et al., 2011);不同地区、不同时间点的数据库结构、变量命名以及疾病诊断和医疗程序所用的编码系统可能各不相同,这些都给数据整合和标准化带来了重大挑战。

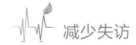 减少失访

理想情况下,我们应能对前瞻性研究中的所有研究对象自其进入研究开始(即最初的基线调查或类似的调查)至该研究结束或该对象死亡完整地进行随访。但在现实中,要做到完整随访可能并不容易,因为有些研究对象可能会在随访期间离开调查地区、更换住址甚至移居国外。如果无法可靠地追踪和确定这些人的生命或健康状况,则应当将其视为失访。如果失访率很高,且相关因素暴露组与非暴露组之间的失访率存在很大差异,那么失访不仅会降低研究的有效性,还会在分析中引入很大偏倚(见第1章),所以失访是前瞻性研究的重要挑战之一。因此,无论研究设计和收集的健康结局类型如何,都应对定期更新研究对象的详细联系信息或其他相关信息给予高度重视,这有助于将失访率降至最低。在事先征得对象同意和批准的情况下,可以通过链接居住记录(或类似记录)被动获得相关信息,也可以通过家访、信件、电话和电子邮件等方式定期与研究对象或其家庭成员和亲属主动取得联系。

❸ 一般方法

根据研究目标、可用资源、研究结局和当地基础设施的不同,前瞻性研究可采用不同的随访方法。在项目开始之前,仔细规划和试行这些方法有助于评估方案可行性、数据质量和完整性、长期可持续性以及资源可获取性。理论上,有两种完全不同的健康结局随访方法,一种是通过与研究对象或其亲属的直接接触和/或由他们自行报告(即"主动"随访)来实现,另一种则不依靠研究对象的直接参与,而通过与现有的官方登记系统或健康相关数据系统的链接(即"被动"随访)来进行随访。这两种方法各有利弊(表5.2),但可以同时使用在同一项研究中。

表5.2 被动随访与主动随访的优缺点

方式	优 点	缺 点
被动随访	◇ 成本效益高 ◇ 效率高 ◇ 疾病诊断更可靠 ◇ 数据收集及时且更有规律 ◇ 覆盖范围更完整 ◇ 即使覆盖范围不完整,偏倚也较小	◇ 需要研究对象事先同意 ◇ 获得政府部门的许可可能会遇到问题 ◇ 覆盖范围和数据质量可能会随着时间的推移而发生变化 ◇ 与原始数据库的链接可能不准确
主动随访	◇ 可收集医疗数据中未包含的健康结局 ◇ 可与危险因素暴露的重复调查相结合 ◇ 不需要获得政府部门的特别批准 ◇ 对不同时期的研究对象进行匹配的可靠性较高	◇ 应答率低 ◇ 所报告的疾病诊断可靠性相对较差 ◇ 发病漏报率高 ◇ 成本高,耗时长 ◇ 长期可持续性差 ◇ 应答率低时易出现偏倚

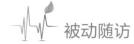被动随访

在大型前瞻性研究中,被动随访是获取研究对象广泛健康结局的最有效、可靠和最具成本效益的方法。一般来说,这种方法是通过个人唯一识别码和/或某些匹配算法,与研究地区已有的登记系统和其他健康相关系统建立链接,无需直接与研究对象联系和接触。

要实现被动随访,需要事先在招募时征得研究对象同意,以便其后研究人员获取他们的医疗健康数据。许多国家都由不同的政府部门建立了国家/地区死亡和肿瘤登记处,但需要事先获得许可才能获取。至于其他一系列健康结局数据(如住院病例、初级卫生保健数据),与死亡和肿瘤登记系统相比,这些数据通常包含更多的个人信息和敏感信息,因此较难获得许可。

根据工作计划以及与管理相关数据的部门事先达成的协议,被动随访可以定期进行,例如每年或每6个月链接一次收集数据。在大多数情况下,可以通过已建立的链接进行电子化管理(如表5.3所示)。在没有广泛使用个人唯一识别码(identification,ID)的人群中,匹配和记录链接可能主要依赖于信息匹配算法,可能存在匹配错误和/或漏报。虽然被动随访可以可靠地收集主要健康结局,但无法收集医疗机构难以获取的其他健康数据,如症状、认知功能、心理状态和长期用药情况。此外,不同部门或医疗机构的诊断标准和编码方法可能不同或在不同时期有所变化,这可能会给数据的一致性和标准化处理带来挑战。此外,一小部分研究对象可能不在疾病监测、医疗服务或全民基本医疗保险的覆盖范围内,他们的健康状况需要通过主动随访来获得。

表5.3　CKB健康结局的被动随访方法概览

数据来源	获取的结局	疾病编码方式	报告方法	报告频率
死因登记系统	死因别死亡	ICD-10	电子	每月
疾病监测系统	肿瘤、脑卒中、缺血性心脏病和糖尿病	ICD-10	电子	每季度
医保报销系统	任何住院事件	ICD-10	半电子	每半年

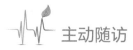主动随访

在没有建立适宜的死因登记和疾病监测系统的国家或人群中,前瞻性研究随访健康结局的另一种方法是主动随访。该方法通常通过邮件、电话、互联网与研究对象直接联系,或在研究对象家中、研究项目点或评估中心进行面对面访谈。在某些情况下(如死亡),可能需要研究对象家属的参与。除了主要的健康结局(如死亡、入院等)外,主动随访还将有助于收集传统死亡/发病登记系统未常规收集的一系列其他健康相关数据,如认知和身体功能状态、精神和心理状况以及长期用药情况等。然而,主动随访有许多不可忽视的局限性,包括:(1)因其需要研究对象重复参与,导致组织成本高且耗时;(2)其覆盖范围通常不完整(应答

率通常小于70%），并且不同暴露组之间可能存在差异，从而导致分析出现巨大偏倚；（3）所获取的健康结局数据即使在发达国家也不太准确，通常需要根据医院记录进行进一步验证（Jacobs et al.，2017）；（4）只能定期进行，如每隔几年或结合重复调查时对危险因素暴露的重复评估进行。

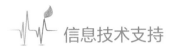 信息技术支持

为便于长期随访，需要建立可靠的信息技术（information technology，IT）系统来支持各方面的工作。这些IT系统的功能、复杂程度和所使用的平台类型可能各不相同，具体取决于研究设计、需求和随访方法。在可行的情况下，这些系统最好由研究内部的IT团队开发和维护（见第7章）。除收集健康结局数据（如死亡和发病）外，此类IT系统还可用于自动收集唯一的个人ID号，并优化疾病编码/标准化、监测、结局复核和审核（见第6章）。表5.4以CKB为例展示了与长期随访相关的IT系统内容。IT系统的开发和实施应经过仔细规划和适当测试（见第7章）。在大型前瞻性研究中使用这些IT系统将有助于确保可靠、完整、一致和及时地收集不同时期和不同研究领域的队列人群及其健康结局数据。

表5.4　与CKB健康结局长期随访有关的IT系统概览

软件名	平台	主要功能	用户
LTFollow-up	台式机	输入/查看/编辑研究对象死亡和发病随访数据以及更新联系方式的程序	参与长期随访数据收集的工作人员
DrList	台式机	生成各项目地点研究对象的联系方式清单，以便进行联系和开展实地工作	参与主动随访或调查的工作人员
NID card reader	笔记本电脑	扫描/查看/记录居民身份证信息的便携式设备	参与疾病监测的项目地区工作人员
PVD	平板电脑	从医疗记录中收集特定病种的入院/临床信息	参与疾病监测的项目地区工作人员
i-Case	网页	专家通过审查PVD收集的医疗记录对事件进行在线审核	结局审核工作组成员
Standardiser	台式机	对通过医保系统报告的疾病诊断进行标准化和编码	参与编码标准化的临床工作人员
Reporting	台式机	汇总和监测所收集的死亡和发病数据的工具	数据管理员/统计员/研究管理员
Teleport	台式机	将收集到的长期随访数据从地区转移到国家项目办公室的工具	所有参与长期随访数据收集的工作人员

❹ 为随访建立链接

前瞻性研究需要多年时间才能完成大量研究对象的招募工作,但一些研究对象可能会在入组后不久就死亡或发生疾病。因此,对于已进入研究的对象,应尽快开始随访其健康结局,而不必等待基线调查完成。为有效实现这一流程,应在与基线调查大致相同的时间开始制定随访的相关程序和系统,包括获得数据访问的相关批准、开发IT系统、处理个人信息以及与相关外部来源建立可靠的记录链接。一旦随访开始,还必须为数据整合、标准化、监测和管理制定详细的计划和标准操作流程(见第8章)。

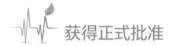 获得正式批准

在被动随访中,一般都是通过政府部门管理的外部系统相关部门以间接获取研究对象的健康结局信息。除了在招募时征得研究对象的知情同意外(见第2章),还需要获得相关部门的正式批准,才能调取研究对象的健康结局数据。即使获得了研究对象的书面同意,也不能保证这些部门一定会批准,因为保护个人信息一直是个敏感且不断变化的问题。国际上和各国家内部有许多关于数据保护的法律法规,这些规定由不同的组织发布,可能会有不同的解释,尤其是当数据在最初创建的范围之外使用时(Staunton et al.,2019)。获得批准的程序可能因数据来源、所需信息的敏感性以及无意发布或泄露所带来的预期风险而异。对于一些已被研究人员广泛使用的健康结局数据(如死因别死亡和肿瘤发病),获得相关部门的批准一般都比较容易,而对于其他更详细的临床信息,如全民基本医疗保险和初级卫生保健数据,可能无法或需要经过多年的协商才能获得正式批准,且批准的范围往往有限。为帮助简化审批程序,最好将申请的数据限制在计划开展的研究所必需的范围内(例如仅获取疾病诊断信息而非与医院疾病管理相关的费用信息)。

有必要在获得批准后与相关部门签订正式协议,注意要涵盖提供数据的范围、时间安排和相关费用等问题。为了促进长期合作关系,可以考虑让数据提供者充分了解研究进展和成果发现,甚至邀请特定部门的相关人员参加合作者定期会议等。

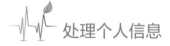 处理个人信息

在研究招募期间,应收集各方面的个人信息,其中唯一的个人信息识别ID号对长期随访最为重要。在不同的国家,这些个人ID号的正式名称、格式和通用范围可能各不相同[例如,英国的国家医疗服务系统(National Health Service,NHS)号码、美国的社会保障号码(Social Security Number,SSN)、中国的居民身份证号(National Identity Number,NID)]。这些个人ID系统往往具有普遍覆盖性,通常在每个人出生时就会为其分配一个唯一的ID号。此外,ID号还广泛应用于各种场合,包括居住地/户籍登记、全民基本医疗保险和医疗服务,从

而成为了将研究对象与外部数据源关联起来的最合适的密钥。

在没有可靠的全国性个人ID系统的人群中,尽管其他个人身份标识符(例如姓名、性别、出生日期、种族/民族)的唯一性较低,但可能是与不同数据源进行链接的唯一可行选择。为了便于长期随访,在征得研究对象同意的情况下,首次登记时所收集的个人信息应尽可能完整和全面。例如,除了常规的联系方式(即地址、电话号码)外,还应收集个人电子邮件或社交媒体账户(如微信、WhatsApp)以及其亲属的联系方式。此外,应尽可能通过检索居民居住登记系统或主动随访来定期更新这些信息。

个人身份识别码,特别是个人ID号,应尽可能在招募初期使用特殊设备和IT系统自动输入而非手动输入(因为它们往往包含较长的数字),以尽量减少数据输入错误(见图5.1)。或者也可以采取电子化的方式从当地的居民登记或其他登记处(如选举)获取个人身份识别码,在研究对象招募时进一步核实后进行处理并适当整合到研究数据库中。为便于链接,可根据社区/地区和进入研究的时间分批处理与整合个人身份信息,并发放给随访监测人员,以便尽早开始对已进入研究的研究对象进行健康结局随访。

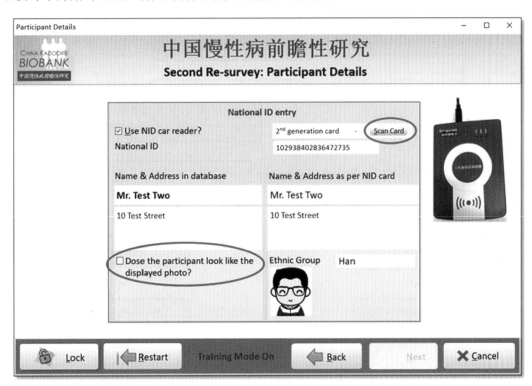

图5.1 CKB中自动获取个人身份信息的定制IT系统

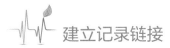 建立记录链接

为便于与外部数据源建立可靠的链接,应事先制定并适当测试标准化的记录链接程序,包括内部和外部工作人员在此过程中应遵循的匹配方法和数据链接程序。必要时应为相关工作人员提供适当的培训,并提供指导手册供当地研究中心和/或相关部门使用。

　　在随访工作中,个人信息的精确匹配是确保数据与外部卫生信息系统建立可靠链接的先决条件。根据研究设计、不同数据来源中可用的个人数据类型以及可能的监管限制,可以使用不同的方法来建立链接:从简单的唯一个人ID号匹配,到使用唯一性稍低的个人信息[如姓名、出生日期(DOB)、性别],再到在没有完整个人信息的情况下开发的完全基于概率的算法。虽然对于大多数对象来说,唯一的个人ID号通常能得到最可靠的匹配结果,但事实上匹配结果可能仍不完美。例如,ID号可能不正确或因系统更新而使个人ID号发生了变化。为了降低匹配的假阳性率和假阴性率,通常要考虑使用多种匹配方法,也可以采用逐步匹配的方法(图5.2)。

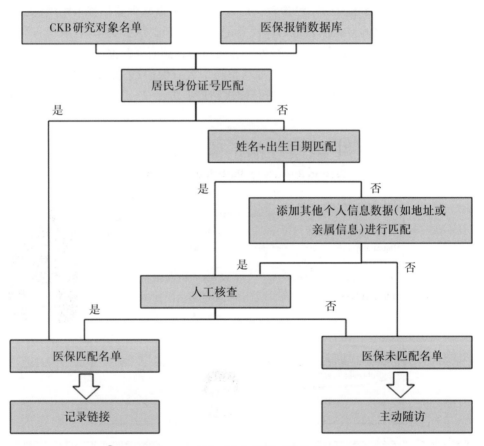

图5.2　将CKB研究对象与医保系统进行匹配的程序

　　同样,尽管匹配过程的大部分工作将通过电子化方式完成,但特定的人工检查和对不同数据记录的审查也是十分有用的,特别是对于只有部分匹配的记录。在某些情况下,部分个体可能无法实现完全匹配,这时应生成一个概率分值,使研究调查人员能够检验和应用某些界值,以展示较高的匹配正确率。这对于由持有结局数据的部门在外部进行数据链接的研究尤为重要,因为在这种情况下,不可能对部分匹配的记录进行人工核查。

⑤ 从多个来源获取随访数据

在大多数情况下,单一数据源难以覆盖所有病例或提供特定疾病的全部必要信息。尽管可能会增加数据处理与整合方面的工作量和难度,但与多个数据源建立链接不仅能够扩大调查人员获取结局的范围,还有助于结局的交叉审核和复核,包括识别既往未发现的病例。与外部系统建立好数据链接后,获取所需的健康结局数据的方式可能会因研究设计和商定的数据传输协议不同而有所不同。

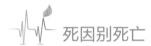

死因别死亡

在大多数国家,一般人群的生存状态通常是通过死因登记系统来监测的。死因登记应为研究提供已链接研究对象中全部的死亡病例。大多数死因登记处通常使用国际标准死亡医学证明书来记录每例死亡的相关信息,包括直接及相关死因和根本死因及其相关疾病编码,以及诊断流程(图5.3)。除了少数例外,大多数国家现在使用的疾病编码是ICD-10,即《疾病和健康相关问题的国际统计分类》(*International Statistical Classification of Diseases and Related Health Problems*)的第十次修订版,该修订版于1994年正式推出,替代了ICD-9编码系统。也许在不久的将来,ICD-11将会推出,取代现在的ICD-10编码系统。在向官方死因登记处申请死因别死亡数据时,不仅要获取根本死因和直接及相关死因的ICD-10编码,还要获取死亡证上的所有其他相关信息,以便对包括根本死因在内的信息进行独立核对。建议可以获取纸质版或电子扫描版的官方死亡证副本,便于后续的数据审核和验证。

从死因登记处收集数据的频率可能取决于多种因素(如研究样本量、协议情况以及死因登记处处理死亡证的延迟时间)。一般来说,死因别死亡的数据每年应至少申请1次。死亡数据可由各机构以加密文件的形式发送给研究中心,或者可以像CKB一样使用更直接的数据传输方法(如FTP)发送。CKB地区项目办公室设在负责管理死因登记的疾病预防控制中心(Centre for Disease Control and Prevention,CDC)的地方部门(农村县或城市区)(Yang et al., 2005)。因此,CKB能够利用定制的IT系统(见图5.3),更直接、频繁、有效地收集死因别死亡和其他健康结局的数据。该系统不仅能获取死亡证上的所有信息,还能利用特定算法自动对死因编码和根本死因判断进行一定的逻辑检验。

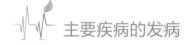

主要疾病的发病

在前瞻性研究中,最常收集的发病数据是来自肿瘤登记处的肿瘤发病信息。在一些国家,肿瘤登记处与死因登记处由相同的政府部门管理,而在其他国家可能涉及不同的部门。在许多资源有限的中低收入国家,肿瘤登记可能只覆盖某些特定的地区,而不是整个国家。除了肿瘤登记处,现在越来越多的国家和地区也建立了某些其他疾病(如脑卒中、心肌梗死)

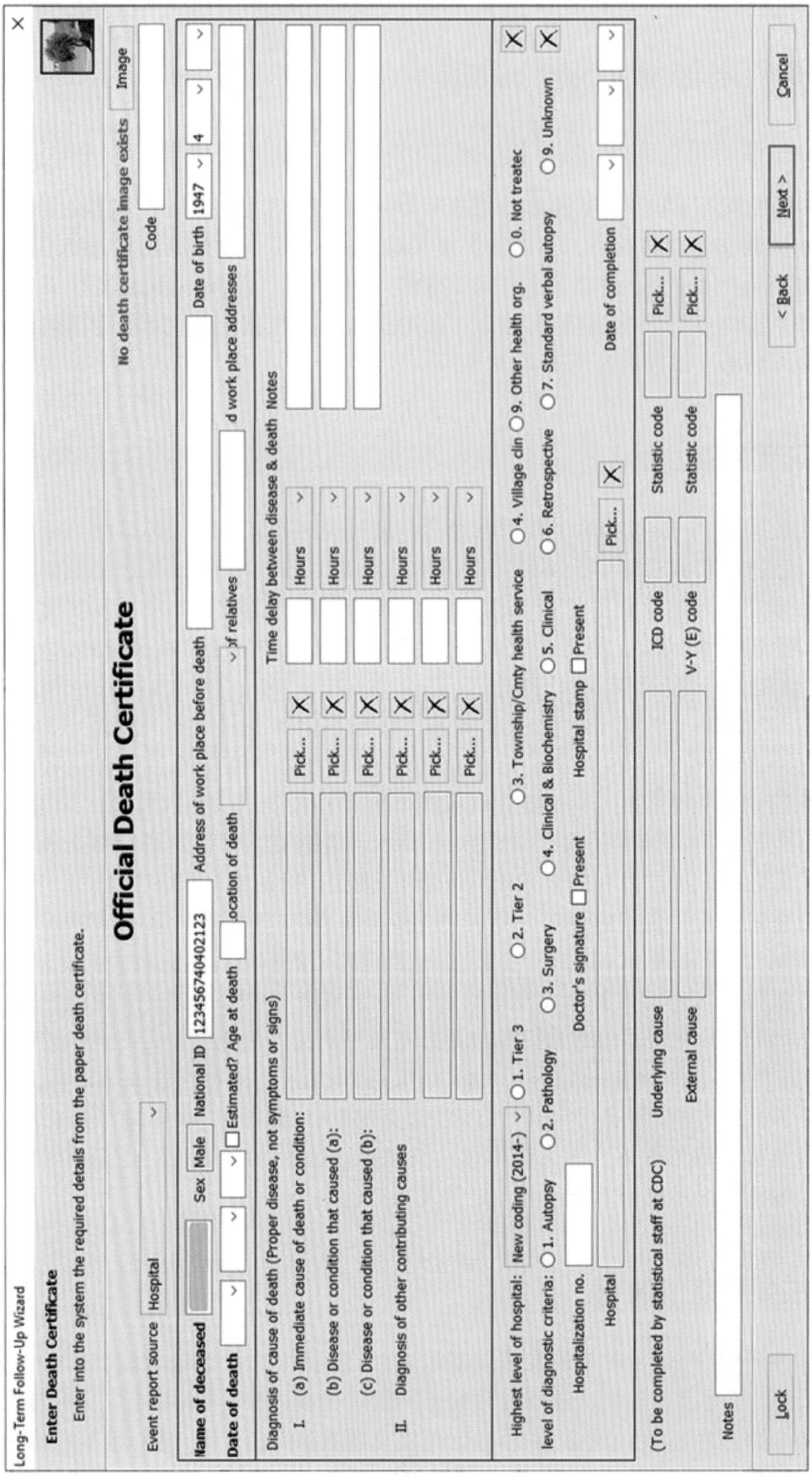

◎ 图 5.3 CKB 记录死因别死亡的定制 IT 系统

的登记处(Chen et al.,2011)。疾病监测系统提供的信息应和死因别死亡信息一样,涵盖上报的表格中的所有基本信息,并采用类似上述的数据传输策略。在CKB中,选定的10个研究地区建立了包含主要疾病类别(如肿瘤、脑卒中、高血压和糖尿病)的疾病监测系统,当地的医院使用标准流程和表格向登记处上报这些疾病的发生。尽管其完整性和质量参差不齐,但它们确实补充了官方死亡证中没有的重要信息,如非致死事件和更详细的疾病临床信息(如肿瘤的病理亚型和临床分期信息)(图5.4)。

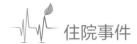 ## 住院事件

拥有全民卫生保健体系的国家一般能够收集研究对象的住院事件甚至初级保健数据,比如在英国,可以使用个人NHS编号或其他方法链接HES数据。HES是一个包含了所有住院和门诊病人的诊断、手术等详细临床信息的数据库。HES数据库由英国的NHS管理,该系统每月向已注册批准的用户和研究人员提供数据提取服务,包含了NHS常规使用的涉及各种疾病的标准诊断和手术代码。通过正式的申请流程,NHS可以定期为各种研究提供特定信息,例如英国生物银行(UK Biobank,UKB)和百万妇女队列研究(Million Women Study)(Green et al.,2019;Sudlow et al.,2015)。北欧国家也有类似的系统来支持人群健康研究。近几十年来,包括中国在内的许多东亚国家也建立了可用于支持大型人群队列研究的此类系统。在CKB中,约98%的研究对象已通过唯一的个人身份证号和其他信息与医保系统成功链接,该系统记录了入院过程中的所有信息,包括疾病描述、ICD-10编码以及诊治流程等信息。医保系统由市/县级地方管理,但遵循国家统一规范。不过,该系统缺乏人群队列研究所需的特殊的疾病信息,如肿瘤组织学类型,因此这类信息可能需要通过查看医疗记录单独复核和审核(见第6章)。

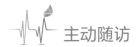 ## 主动随访

由于在大型前瞻性研究中进行主动随访工作量大、难度高,因此只有当某些暴露数据无法通过电子邮件和/或网络应用程序等高效、经济的方式进行收集时,才会出于特定目的考虑进行主动随访。但是,即使在与外部数据源有着良好数据记录链接的研究中,主动随访仍有价值,包括有助于维系研究队列、评估死亡和其他疾病事件的漏报情况、确定不明死因。通过主动随访收集的数据类型因其随访目标和当地的情况而异。CKB对那些由于各种原因未参加医保的小部分研究对象进行了主动随访,以确定他们的疾病住院情况。这项工作每年进行一次,通常与评估所有项目地区的死亡漏报情况的调查相结合,从而最大限度地减少入户调查次数(见表5.5)。这些工作同样要遵循标准的规章制度,详细说明需要联系的研究对象的选择标准、方法、流程、要收集的信息内容以及质量控制措施。通过主动随访收集的健康结局数据可能并不可靠,因此有必要根据医院记录或其他数据源进行进一步的真实性审核。

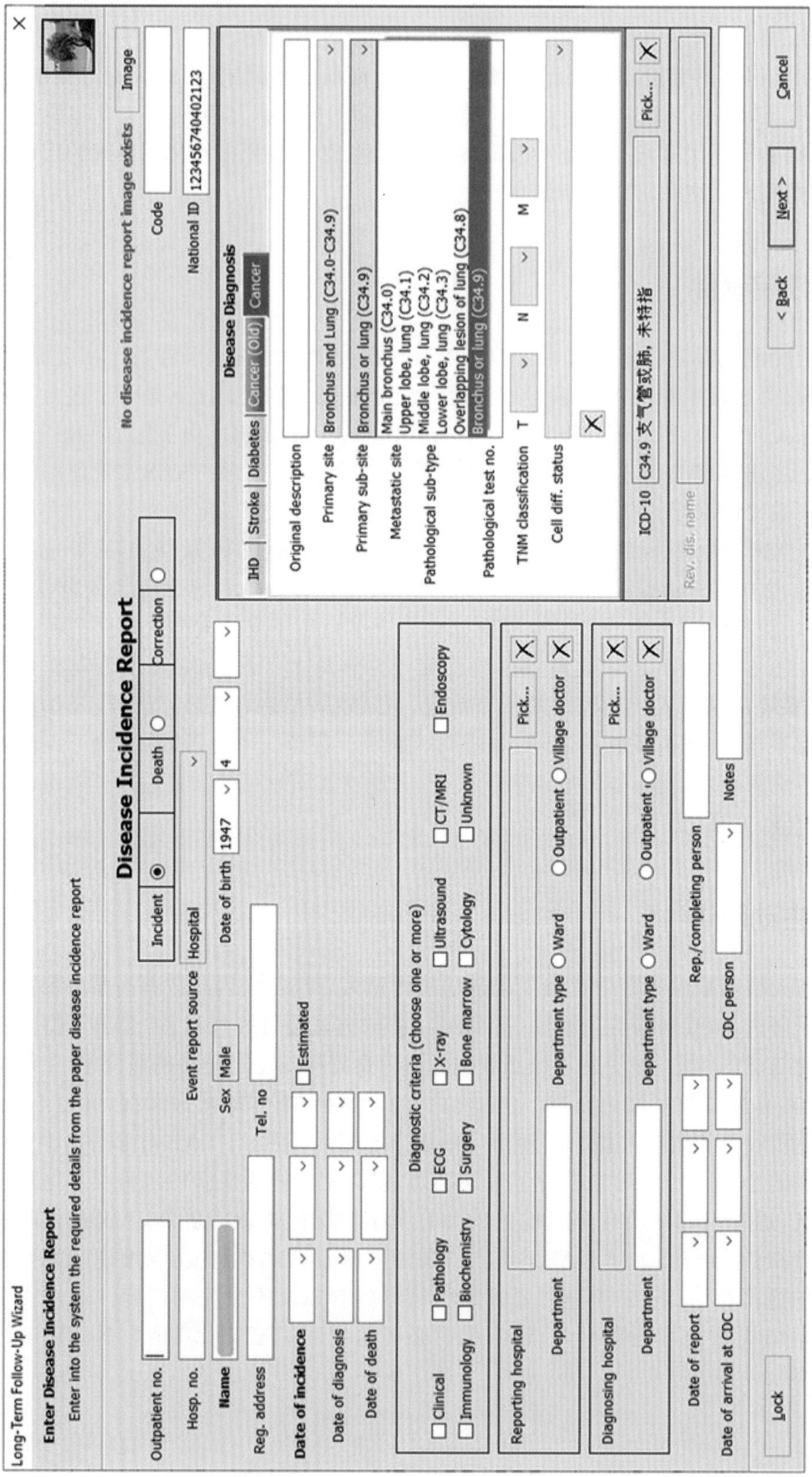

⊙ 图 5.4 CKB 收集主要疾病发病的定制 IT 系统

◎ 表5.5 CKB年度主动随访期间收集到的信息概览

研究编号	姓名	当前全民基本医疗保险状态				过去12个月入院情况				死亡	其他主动随访结局				更改联系方式	备注
		未参保	非医保覆盖区域	地方医保	医保覆盖类型	是/否	疾病类型	医院名称	入院日期	是/否	拒绝	无法找到研究对象	迁移	失访	是/否	
		☐	☐	☐	☐	☐				☐	☐	☐	☐	☐	☐	
		☐	☐	☐	☐	☐				☐	☐	☐	☐	☐	☐	
		☐	☐	☐	☐	☐					☐	☐	☐	☐	☐	
		☐	☐	☐	☐	☐					☐	☐	☐	☐	☐	
		☐	☐	☐	☐	☐					☐	☐	☐	☐	☐	

在许多医疗资源有限的中低收入国家,许多人可能在就医前就死于家中。在大型前瞻性研究中,如果有很高比例的研究对象死于家中且死因不明,那么就有必要进行死因推断(verbal autopsy,VA)的特殊调查以确定可能的根本死因。死因推断通常由卫生专业人员使用结构化问卷与死者的亲属和/或好友进行正式访谈(WHO,2007)。根据收集到的可能与死亡有关的临床症状和体征以及死亡情形的详细信息(例如死亡时间和死亡的突发性),由临床医生根据特定的规则和算法推测和确定可能的根本死因。

6 健康结局的编码和整合

为便于研究的开展,建议使用ICD系统对从各种渠道收集的所有健康结局进行编码。ICD由WHO发布,旨在提高卫生统计和医学研究在收集、处理、分类和表述方面的国际可比性。ICD分类会定期进行修订以纳入新出现的疾病和修改的定义。第十版(ICD-10)于20世纪90年代中期正式推出,涵盖的基本编码超过15万个。ICD-11则计划于2022年生效。除ICD外,许多国家的各种医疗信息提供方还会使用其他编码系统,这些编码系统主要用于临床,以获取有关临床症状和治疗的更详细的信息。一些特定的研究往往需要对这些编码进行查阅、标准化并将其对应到ICD编码系统中,以便通过单一、简化的疾病编码系统实现研究目的。同样,长期随访的前瞻性研究也需要开发对应到不同版本ICD的系统,以确保主要疾病定义的一致性。

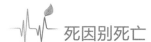 死因别死亡

所有官方死因登记处都应提供由医务人员填写的每例死亡的根本死因和直接及相关死因的标准ICD编码。死因编码涉及两个方面——为死亡证上报告的疾病匹配正确的ICD编码以及确定诱发直接死因的一系列疾病或伤害,即"根本死因"的编码,后者需正确应用各种编码原则。因为编码规则非常复杂,而且某些地方在实际操作时很可能会系统性地曲解某些原则,所以即使这些编码是由官方登记处直接提供给研究人员的,也必须对其真实性进行独立审核,例如,在某些国家,死于心脏病的糖尿病患者可能会被误认为根本死因是糖尿病(ICD-10,E10-E14),而非心肌梗死(ICD-10,I21)。如果不进行定期审核,这些问题可能等到数据分析过程中才被发现,比如墨西哥的一项大型前瞻性人群队列研究就出现了这种情况(Alegre-Diaz et al.,2016),因此有必要对所有相关死亡病例进行系统性审核和重新编码。为了尽量减少此类错误,当前许多死因登记处都采用了自动算法来审核每例死亡ICD编码的准确性和一致性(NCHS,2017)。前瞻性研究也可以将这种算法作为常规数据管理流程的一部分。

 肿瘤和主要疾病发病

对于恶性肿瘤,国际肿瘤疾病分类(International Classification of Diseases for Oncolog,

ICD-O)系统开发了肿瘤诊断编码,该编码已被应用于多个肿瘤登记处近50年。ICD-O是ICD在肿瘤领域的扩展,提供来自病理报告的肿瘤部位(局部解剖学)和组织学(形态学)信息的特定代码(Fritz et al.,2013)。IARC/WHO还开发了一个审核和转换程序,其中包含ICD-10和ICD-O系统之间的对照表。除肿瘤外,其他疾病监测处(如脑卒中、缺血性心脏病)可能如死因登记处一样提供ICD-10编码。

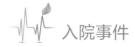

入院事件

入院事件的编码包括ICD或各国医疗机构开发的其他特定编码系统。英国HES数据库的疾病临床诊断(包括合并症)根据ICD系统进行编码,而所有手术和操作则根据人口普查和调查局(Office of Population, Censuses and Surveys, OPCS)开发的系统进行编码(NHS,2019)。除ICD编码外,许多国家还开发了更为详细和全面的特有的临床编码系统。例如英国NHS的READ编码,是一个全面的计算机化编码系统,供临床医生记录医院和基层医疗机构所有的临床术语和手术,还包含可用于生成ICD-10编码的对照表。READ编码系统已使用了几十年,并进行了多次更新。预计它将被一个新系统——SNOWMED CT取代,该系统将包含更详细的诊断、手术、症状、家族史、过敏史、评估工具、观察结果、协助临床决策的设备等信息(NHS,2019)。

根据研究需要和达成的访问协议,人群队列研究可由相关机构提供标准的带或不带相关疾病名称的ICD-10编码。此外,某些研究可能能够获得更详细的研究对象临床信息,如英国生物银行获取的在初级保健中使用的上述READ编码(Sudlow et al.,2015)。由于所提供的结局及编码等信息可能无法立即使用,因此需要进行一定的数据处理工作。例如在CKB中,从医保系统提取的结局数据有时包括非标准化的疾病名称、无法识别的疾病代码,以及多个疾病的名称、描述或ICD-10编码混合在一起的情况。为了提高数据质量,CKB开发了一套专门的IT系统,可自动拆分输入在同一行中的多个疾病,并自动将ICD-10编码与每个疾病名称对应起来(图5.5)。

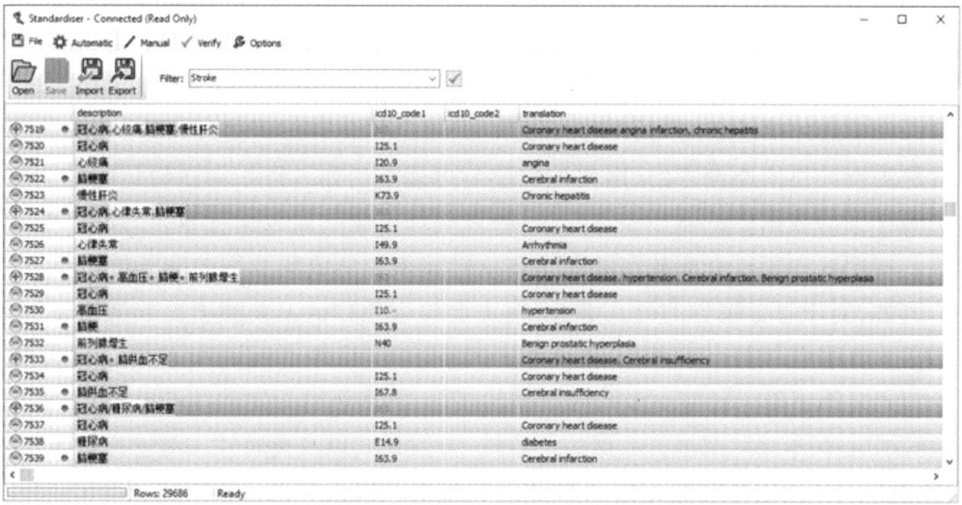

图5.5　CKB疾病自动标准化的定制IT系统

整合不同来源的结局

收集到健康结局数据后应进行核对,为便于分析,需将其转换为标准的ICD-10编码或更精简的疾病终点编码(见第8章)。从不同来源收集的数据可通过唯一的研究ID号进行链接和整合,这些编号通常与提供给数据机构的个人标识符相关联(如唯一的个人ID编号和研究对象姓名)。大型研究的众多人群健康结局是通过采用不同变量和数据结构从不同来源获取的,最好将它们分别保存在不同的数据库中,而不是将它们完全整合到一个庞大而复杂的单一数据库中。根据未来的研究需要,可以提取某些关键数据,如全部或某些主要疾病的ICD-10编码,进而创建一个独立的疾病终点数据库;或者创建一个单独的数据文件,列出特定研究对象不同来源的所有健康结局。研究人员可通过不同方式对这些健康结局数据文件进行使用,其中也包括数据审核以确定数据重复和逻辑异常情况(如死亡后报告的事件)(见表5.6)。

表5.6　CKB中1名研究对象来自多个数据源的全部结局示例

研究对象ID	信息来源	信息来源变量	诊断日期	ICD-10编码(疾病名称)
990000811	疾病报告	卒中报告	2009-01-02	I63(缺血性卒中)
990000811	全民基本医疗保险	入院诊断	2009-01-05	I63(缺血性卒中)
990000811	全民基本医疗保险	出院诊断	2009-01-07	I61.1(出血性卒中,皮质)
990000811	疾病报告	卒中报告	2010-03-18	I61(出血性卒中)
990000811	死因登记系统	根本死因	2010-06-01	I21(心肌梗死)

⑦ 监测和管理结局数据

尽管收集的外部健康结局数据集可能已经过结构化和编码处理,但在实际情况中它们通常是为行政目的而设置的,因此数据质量可能不尽如人意。应在随访的早期阶段制定和实施详细的数据质量监控和管理计划,以确保健康结局数据可靠、一致、完整且及时地收集。初期的主要重点应放在特定个体从特定来源所收集数据的完整性、一致性和质量上。例如,对于每个报告的死亡事件,应主要检查死亡证上关键项目数据的完整性、内部一致性(如死亡年龄与出生日期和死亡日期),以及根本死因和直接及相关死因的ICD-10编码是否正确。随着更多结局数据的获得,需要进行一定的统计监测,以确认不同研究地区/中心在不同时期报告数据的一致性、一般模式以及及时性。对于死亡事件,审核内容应包括:(1)死因不明的比例;(2)未经核实的直接及相关死因的比例;(3)院外死亡比例;(4)死亡时间与报告时间的平均延迟时间;(5)某些容易出现编码错误的特定疾病

（如糖尿病、高血压）所致的死亡比例；（6）某些疾病的特殊诊断标准（如肿瘤的病理诊断）；（7）总死亡率随时间的变化以及与一般人群的比较。应当注意的是，统计监测的主要目的是发现报告中的任何异常现象，而不是完善外部数据系统。这种审核监测有助于更好地理解研究中发现的任何数据问题，从而为后续的分析提供依据（例如，对特定疾病报告的全部病例重新编码）。

　　除了能获取更广泛的结局外，合并不同来源的数据还能大大提高研究结局数据的完整性和质量，然而这一过程可能并不简单，需要仔细规划和制定完善的流程（见第 8 章）。某些研究对象多个来源的结局数据即使经过清理和标准化也可能产生一些包含不同时期、不同变量、重复事件甚至是相互矛盾的信息（如死亡后入院），以致无法确认事件的特定信息。若确有必要，可以通过引入信息来源信任等级制度、删除可靠性较低信息来源的数据等方法来解决此类问题。需要强调的是，在此过程中，不应永久删除数据库中的任何数据。我们的主要目的是审核、管理这些不同来源的结局数据，并将其转化为可随时用于分析的数据。为便于研究，可能需要生成简化但完善的综合健康结局数据集，其中包括：（1）一名研究对象为一行（使用研究对象 ID）；（2）诊断日期；（3）是否患有特定疾病。图 5.6 展示了 CKB 中从不同数据源获取的 5 种主要疾病的新发病例数，体现了与多种来源的记录进行链接的价值，以及与数据整合和分析相关的数据质量层级（其中医保等级最高，其次为死亡和发病登记）。

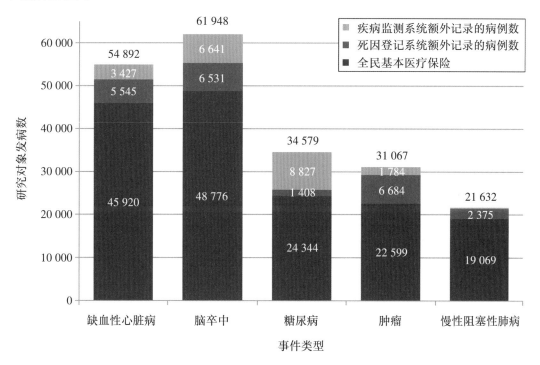

🔍 图 5.6　CKB 中不同数据源的 5 种主要疾病的发病例数

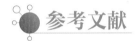 小结

本章概述了在大型前瞻性研究中建立和管理长期随访的一般方法和实际操作流程。为确保长期、可靠、一致、完整、及时地获得高质量的健康结局数据,通过与外部数据源的数据记录链接进行被动随访是至关重要的。同时,通过与研究对象和/或其亲属直接联系进行的主动随访也能通过各种方式满足研究需要。建立可靠链接的关键在于收集唯一的个人ID号和/或根据唯一性稍低的个人身份信息开发可靠的匹配算法。此外,还需要标准化的流程和强大的IT系统来支持和帮助结局数据的收集、处理、整合和监测。为满足未来研究的需求,还需要进一步复核和审核特定病种的疾病事件以完善疾病亚型,下一章将对此进行具体讨论。

（翻译:柯雅蕾、李澳琳、喻唯、李鹏宇;审校:杨玲）

参考文献

Alegre-Diaz J, Herrington W, Lopez-Cervantes M, Gnatiuc L, Ramirez R, Hill M, et al. Diabetes and cause-specific mortality in Mexico City. N Engl J Med. 2016;375:1961-71.

Chen Z, Chen J, Collins R, Guo Y, Peto R, Wu F, et al. China kadoorie biobank of 0.5 million people: survey methods, baseline characteristics and long-term follow-up. Int J Epidemiol. 2011;40:1652-66.

Chen Y, Wright N, Guo Y, Turnbull I, Kartsonaki C, Yang L, et al. Mortality and recurrent vascular events after first incident stroke: a 9-year community-based study of 0.5 million chinese adults. Lancet Glob Health. 2020;8:e580-90.

Fritz A, Percy C, Jack A, Shanmugaratnam K, Sobin L, Parkin DM, et al., editors. International Classification of Diseases for oncolgoy -third edition first revision. Lyon: International Agency for Research on Cancer; 2013.

Green J, Reeves GK, Floud S, Barnes I, Cairns BJ, Gathani T, et al. Cohort profile: the million women study. Int J Epidemiol. 2019;48:28-29e.

Herbert A, Wijlaars L, Zylbersztejn A, Cromwell D, Hardelid P. Data resource profile: hospital episode statistics admitted patient care (HES apc). Int J Epidemiol. 2017;46:1093-1093i.

Jacobs EJ, Briggs PJ, Deka A, Newton CC, Ward KC, Kohler BA, et al. Follow-up of a large prospective cohort in the United States using linkage with multiple state cancer registries. Am J Epidemiol. 2017;186:876-84.

Levy M, Chen Y, Clarke R, Bennett D, Tan Y, Guo Y, et al. Socioeconomic differences in healthcare use and outcomes for stroke and ischaemic heart disease in China during 2009-16: a prospective cohort study of 0.5 million adults. Lancet Glob Health. 2020;8:e591-602.

NCHS. National vital statistics systems. 2017. https://www.cdc.gov/nchs/nvss/instruction-manuals.htm. Accessed 12 May 2020.

NHS. NHS digital -terminology and classifications. 2019. https://digital.nhs.uk/services/terminology-and-classifica-
tions. Accessed 11 Apr 2020.

Staunton C, Slokenberga S, Mascalzoni D. The gdpr and the research exemption: considerations on the necessary
safeguards for research biobanks. Eur J Hum Genet. 2019;27:1159-67.

Sudlow C, Gallacher J, Allen N, Beral V, Burton P, Danesh J, et al. Uk biobank: an open access resource for
identifying the causes of a wide range of complex diseases of middle and old age. PLoS Med. 2015;12:e1001779.

WHO. Verbal autopsy standards: ascertaining and attributing cause of death. 2007. https://apps.who.int/iris/han-
dle/10665/43764.

Yang G, Hu J, Rao KQ, Ma J, Rao C, Lopez AD. Mortality registration and surveillance in China: history, cur-
rent situation and challenges. Popul Health Metrics. 2005;3:3.

第6章 前瞻性队列研究中健康结局的复核和审核

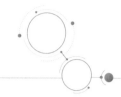

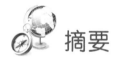 摘要

　　前瞻性人群队列研究的价值,主要取决于其能否长期收集研究对象发生的大量特征明确的疾病结局。与通常直接从医院收集病例数据的病例对照研究不同,前瞻性研究通过链接死因或疾病监测信息,在数年甚至数十年的随访期内收集从各种来源报告的新发疾病结局。对前瞻性研究中报告的疾病结局进行复核,是对各种来源报告的疾病结局进行独立核实的过程。疾病结局的审核则是基于所有可获得的证据(包括临床症状、体征、影像学、生化或组织学检查等)进行独立评估的过程,以便将上报的疾病结局归类为主要的疾病类型,并进一步明确其病理和/或病因亚型。因此,病例复核和病例审核是互补的过程,其目的是验证上报疾病诊断的准确性,并对主要疾病进行进一步分型。由于多数主要疾病都表现为临床综合征,因此需要对疾病结局进行可靠的分类,以研究此类疾病的遗传和其他决定因素。病例复核和病例审核需要依靠外部来源(包括医院或初级卫生保健系统的疾病监测记录或医疗记录)收集的额外信息,以供临床专家进行独立评估。在大型前瞻性研究中,设计和实施病例复核及审核的实践流程需要建立切实可行且具有成本效益的系统。并且,病例复核及审核的程序都需要监管部门的批准,以保护个人隐私信息。本章讨论了在大型前瞻性研究中建立病例复核及审核程序的一般原则和实践流程,这对其他研究也具有普适价值。

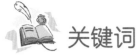 关键词

前瞻性研究；人群队列研究；健康记录；审核；疾病分类

 缩略词

AI	artificial intelligence	人工智能
BMI	body mass index	体质指数
CDC	Centre for Disease Control	疾病控制中心
CKB	China Kadoorie Biobank	中国慢性病前瞻性研究
CK-MB	isoenzyme of creatine kinase	肌酸激酶同工酶
COPD	chronic obstructive pulmonary disease	慢性阻塞性肺病
CPRD	Clinical Practice Research Datalink	临床实践研究数据链
CRF	case report form	病例报告表
CT	computed tomography	计算机断层扫描
EHR	electronic health records	电子健康档案
GWAS	genome-wide association study	全基因组关联研究
HES	hospital episode statistics	住院事件统计
HI	health insurance	全民基本医疗保险
i-CASE	internet-based case adjudication system for clinical events	基于互联网的病例审核系统
ICD-10	10th revision of International Classification of Diseases	国际疾病分类（第10版）
ID	identification number	个人唯一识别码
IHD	ischaemic heart disease	缺血性心脏病
LAA	large artery atherosclerosis	大动脉粥样硬化
MRI	magnetic resonance imaging	磁共振成像
NHS	National Health Service	英国国家医疗服务体系
PVD	portable validation device	便携式病例复核设备
SBP	systolic blood pressure	收缩压
SOP	standard operating procedure	标准操作流程

SVD small vessel disease 小血管疾病
TOAST Trial of Org 10172 in Acute 急性脑卒中Org 10172治
    Stroke Treatment   疗试验
VTE venous thromboembolism 静脉血栓形成
WHO World Health Organization 世界卫生组织

1 引言

    大型前瞻性人群队列研究的价值,不仅取决于招募大量特征明确的健康个体,还取决于在数十年的随访过程中收集暴露情况(使用问卷、体格检查和生物样本检测)和疾病结局。对于不同的疾病及其主要亚型,暴露与特定结局的关联可能存在关联方向和强弱的差异。例如,中国慢性病前瞻性研究(China Kadoorie Biobank,CKB)是一项针对中国51.2万名成年人开展的前瞻性研究,该研究最近的一项结果表明,脑出血(intracerebral haemorrhage,ICH)患者中血压与脑卒中的关联比脑梗死(ischaemic stroke,IS)患者中强得多(Lacey et al.,2018)。此外,低密度脂蛋白-C与脑卒中的关联在不同脑卒中亚型中存在关联方向的不同,与IS为正相关,与ICH为负相关(见图6.1)(Sun et al.,2019)。同样,肥胖症与不同食管癌亚型之间的关联也存在方向的不同,与腺癌为正相关,与鳞癌为负相关(Smith et al.,2008)。流行病学研究中对疾病结局特征描述的不断优化,不仅有助于我们深入理解许多已确定的与

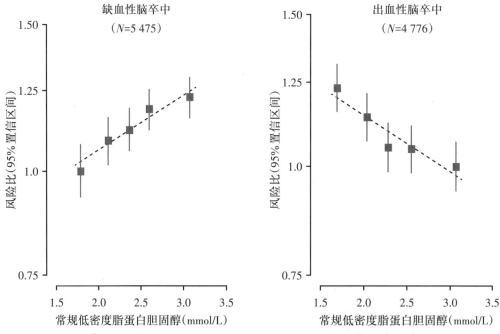

图6.1 CKB研究中血浆低密度脂蛋白胆固醇与不同脑卒中亚型的关联(经授权再次使用,Sun et al.,2019)

重大疾病相关联的危险因素,还有助于认识和发现很多新的遗传和非遗传病因(Herrett et al.,2013;Ay et al.,2014)。

在病例对照研究中,特定疾病结局的数据通常直接从医院收集。相比之下,前瞻性研究通常会通过链接死因和疾病监测信息来发现和记录疾病结局。这种收集结局的方法往往缺乏重要的临床和诊断信息,因而难以将疾病可靠地分类为相关的病理及病因亚型。因此,除了确保长期随访的完整性外(见第5章),在前瞻性研究中也需要采取合适的策略以核实结局上报的准确性,并进一步明确主要疾病的相关病理和病因亚型。病例复核和审核程序可能需要从医院或初级卫生保健系统存储的医疗记录中收集额外的临床信息(例如,临床症状和体征、实验室检查、影像检查或其他跟疾病诊断相关的检查结果),以供临床专家进行独立评估。由于大型前瞻性研究通常涉及不同的地区(或国家)中由多家医院上报的疾病诊断,在实际操作中进行病例复核和审核存在诸多监管、后勤和现场操作方面的挑战。因此,需要认真规划和制定安全可靠的流程和系统,以确保工作能够高效率、高成本效益、规模化地开展。本章介绍了前瞻性研究中病例复核和审核的一般原则和实践流程,并以CKB为例进行说明(Chen et al.,2005,2011)。此外,还探讨了可能遇到的一些监管方面的问题,以及对现场工作协调管理和审核结局的临床专家的要求。

❷ 指导原则和方法

在许多卫生系统基础设施不完善的人群中,健康结局数据可能仅局限于死因别死亡信息。然而,在许多其他人群中,通过链接癌症登记系统、住院事件统计(Hospital Episode Statistics,HES)、全民基本医疗保险数据库和初级卫生保健记录[如临床实践研究数据链(Clinical Practice Research Datalink,CPRD)或其他系统],获得各种致命的和非致命的疾病结局已成为可能。尽管访问、链接和整合不同来源的数据仍存在巨大的挑战(见第5章),但这些系统可以提供更详细的临床数据,使研究人员能够将疾病亚型进行分类,并解决更广泛的科研问题,而不仅仅是对死因别死亡进行分析。

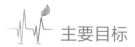 主要目标

在大型前瞻性研究中进行病例复核和审核的主要目标包括:(1)提高上报的疾病诊断的可靠性(即最大可能地降低假阳性率);(2)提高疾病分型的特异性(即最大可能地减少疾病结局的错误分类);(3)收集更多的临床和诊断信息,以便对疾病结局进行可靠的分型和亚分型。为高效率、高成本效益地实现上述目标,需要构建一个多阶段的实施框架。

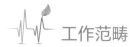 工作范畴

为提高前瞻性研究中收集的健康结局的质量,对上报的各种疾病结局进行复核以及对

其中重要的部分结局进行进一步审核,需要一系列独特而又整合的工作环节,包括:(1) 通过链接现有的疾病监测和健康医疗记录系统,以确定疑似病例或临床病症的准确性(见第5章);(2) 无论是否有原始医疗记录,通过内部核查和相互参照进行病例复核;(3) 通过核查原始的医疗记录进行病例审核。每个阶段都有不同的目标,涉及不同的数据源和流程(表6.1)。

表6.1　大型前瞻性研究中病例复核和审核的框架

阶　　段	程　　序	可能的数据来源
1. 确认疑似病例	◇ 通过个人唯一识别码(ID)或配对算法,链接健康记录	◇ 死因登记系统 ◇ 癌症登记系统 ◇ 入院记录 ◇ 全民基本医疗保险记录 ◇ 初级卫生保健记录 ◇ 药房记录
2. 病例复核	◇ 交叉核对疾病监测和健康记录 ◇ 数据源验证	◇ 电子健康档案(EHR) ◇ 疾病监测系统 ◇ 医疗记录(纸质或电子)
3. 病例审核及分类	◇ 审核医疗记录 ◇ 采用预先制定的标准进行病例分类	◇ 医疗记录 ◇ 影像及其他检查 ◇ 实验室检测报告

根据研究设计、研究目标、当地卫生基础设施、研究对象具体的知情同意书、监管限制的不同,在不同的环境和不同的研究中,进行病例复核和审核所需的详细计划和流程可能存在很大的差异。不仅如此,即使在同一研究中,由于不同疾病的常规医疗保健数据质量参差不齐,不同疾病所涉及的工作也可能有很大差异。在许多研究中,核心任务往往仅涉及从有限的主要数据来源(如死因登记系统或癌症登记系统)收集并确认疾病结局,然后对数据链接的可靠性、完整性以及去重情况进行内部核查,并全面评估数据质量。在长期随访的研究中,病例复核程序无疑会提高发现潜在漏报或数据不一致(如死亡日期在入院日期之前)以及其他数据质量问题的能力(见第5章)。例如,英国HES系统对重大疾病编码的真实性可与初级卫生保健记录(如CPRD)或癌症登记系统进行比较,如果一致性较高,则可能无需进一步收集数据来复核或审核HES来源的病例(Wright et al., 2012;Green et al., 2019),但仍需要进行一些例行检查,以确保长期的数据质量。对于许多已发现的问题,可能无需追溯原始文档(如原始医疗记录)即可解决。然而,出于某些监管或后勤方面的原因,核对原始文档(如原始医疗记录)以纠正重大错误、发现不一致之处,可能存在困难或不可行。在这种情况下,需要利用基于不同报告来源的预期数据质量的数据分级系统,研发相应的功能来处理和解决可能发现的数据问题(见第8章)。

在许多拥有健全的医疗保健系统和数据报告基础设施的国家(如英国和北欧地区),部分常规登记或电子健康档案所报告的疾病结局,就大多数应用目的而言,其准确性足以对主要疾病进行可靠分类。尽管如此,前瞻性研究仍需对上报的疾病结局质量进行独立验证(Herrett et al., 2013)。病例验证应包括对患有重大疾病的个体进行随机抽样,并对独立外部来源的客观医疗记录进行核对,研究结果有助于估算本研究中特定疾病结局上报诊断的阳性预测值。例如,英国的百万妇女研究(the Million Women Study,MWS)利用更详细的初级卫生保健记录对 HES 报告的疾病诊断进行了验证,包括脑卒中、缺血性心脏病(ischaemic heart disease,IHD)和静脉血栓栓塞(venous thromboembolism,VTE)各 1 000 例随机样本。研究结果显示,这些主要血管类疾病的一致性几乎达到95%,而对于脑卒中亚型,一致性则略有不同(如,脑梗死为86%,脑出血为78%)(Wright et al.,2012)。

访问和使用外部来源的医疗记录可能面临一些困难,因为这些系统并非为研究目的而设计。因此,尤其是在采用诊断算法[如急性脑卒中 10172 治疗试验(Trial of Org 10172 in Acute Stroke Treatment,TOAST)]对某些特定疾病进行细致分型时[如大动脉粥样硬化(large artery atherosclerosis,LAA)与小血管疾病(small vessel disease,SVD)脑梗死](Adams Jr et al.,1993),常规收集的信息可能相对有限。对于某些疾病(如癌症),即使上报诊断可靠性较高,仍然需要一些无法从常规报告中获取的额外信息,如癌症部位、肿瘤组织学、肿瘤分期和分级、肿瘤标志物结果(如雌激素受体状态)。因此,针对特定的重大疾病,研究人员可能需要直接从医院或初级卫生保健系统的医疗记录中搜集额外信息。

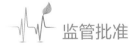 一般方法

鉴于多数前瞻性研究涉及众多健康结局,详尽、独立地复核和审核每种结局往往颇具挑战性。因此,有必要根据特定疾病的公共卫生意义、累积的病例数、疾病诊断的预期可靠性、研究重点和可用资源来确定优先级。在起始阶段,我们将重点关注对全球和地区健康具有重大影响的几种主要疾病(如脑卒中、缺血性心脏病、癌症和慢性阻塞性肺病)。为了更好地制定长期规划、确定工作范围、开展预调查,对不同研究地区报告的特定疾病进行随机抽样(500~1 000 人),是相对明智的选择。

根据预调查结果,未来的工作可能涉及不同程度的调整,从较少的额外工作(当疾病报告准确且亚型信息充足时),到针对特定地区或医院收集部分病例的额外临床信息,扩展到长期、系统地收集大部分或全部病例的额外信息。对于许多疾病(如脑卒中、缺血性心脏病和某些癌症),患者在首次发病后可能多次复发并反复入院。因此,在筛选相关病例进行复核和审核时,应考虑到事件的类型(首次入院或重复入院)。在 CKB 研究中,我们开展了多项预调查,涉及脑卒中、缺血性心脏病、癌症、糖尿病和慢性阻塞性肺病。针对每种疾病,我们分别抽取并独立核实了约 1 000 例医疗记录(Kurmi et al.,2016)。根据研究结果,CKB 为不同疾病制定了病例复核和审核的长期策略。对于糖尿病和慢性阻塞性肺病,病例报告的可靠性较高,无需开展病例复核和审核。然而,对于脑卒中、缺血性心脏病和癌症等具有病因异质性的疾病,有必要从医疗记录中搜集更多信息,以便可靠地对这些主要疾病进行细致的病理、病因分型。

监管批准

健康记录的保密性至关重要,其访问权限通常受国家立法和地方法规(如 2018 年英国

《数据保护法》)的严格监管。因此,访问此类健康记录需获得研究对象的许可,通常在研究招募时便已获取(见第2章)。此外,访问健康结局数据还需要监管机构,以及负责管理健康记录的主管部门或持有相关记录的医疗保健机构(如英国NHS持有HES和CPRD数据)的正式批准。若想访问原始医疗记录和电子健康档案(EHR),可能还需要获得存储这些记录的各个医院的进一步许可。

考虑到数据来源、信息敏感性以及各地法规的不同,获得批准和访问权限的过程可能会有所不同。对于已广泛应用于研究的死因别死亡和癌症发病数据,在大多数国家获得相关机构的批准可能相对容易。而对于其他更详细的医院记录,如HES/HI数据和初级卫生保健数据,即使在拥有完善的相关法律框架的国家,获得正式批准和访问权限仍具有挑战性。在缺乏合适法律框架的国家,此类数据的获取可能根本无法实现,或者需要经历多年的谈判才可能获得有限的权限。为促进研究的审批流程顺利进行,有必要将搜集的数据局限在那些对将进行的研究至关重要的数据范围内(如诊断相关的数据,而非疾病管理和相关花费的数据)。在获得批准后,还需要与相关机构签订正式协议,明确一系列关键问题,包括数据提供的范围、时间进度安排和相关的费用等。

在CKB项目2004~2008年基线招募期间,我们已获得了研究对象的书面知情同意书,允许我们获取其健康记录。除研究地区完善的死因登记系统外,当地还设有主要疾病(包括脑卒中、缺血性心脏病、癌症和糖尿病)的发病登记,但地区间登记的完整性和质量存在差异。上述两种登记均由当地疾病预防控制中心(CDC)管理,作为当地的研究合作伙伴,CDC为研究的批准和访问提供了便利。在中国,全民基本医疗保险(HI)计划于2004~2006年启动,由各级政府机构负责管理。CKB研究已获得许可,可使用研究对象在首次入组时获得的个人唯一识别码,与当地的全民基本医疗保险数据库进行关联(见第3章和第5章)。通过这一链接,我们可以从全民基本医疗保险记录中获取大量关于住院和特定院内流程(如手术、侵入性诊断或治疗流程)的详细信息。为核实上报疾病诊断的可靠性及进一步分型,需要调取医疗记录,然而这一过程耗时费力,并且需要获得医院的支持与配合。因此,调取原始医疗记录必须精心筹划,并局限在特定的主要疾病和在少数大型医院进行。

复核程序和IT系统的开发

图6.2展示了大型前瞻性研究中病例复核和审核的一般流程。针对预选疾病结局进行精心设计的预调查,有助于制定标准操作流程(SOP)和开发专用的IT系统,这对大规模病例复核和审核工作的顺利开展至关重要,其中包括确定和筛选特定病例,在医院进行数据采集,数据安全传输和临床专家远程病例审核。

表6.2提供了在CKB研究中用于支持和管理各个环节的IT系统实例。除软件开发外,计算机硬件设备(如笔记本电脑、平板电脑或手机)的选择亦需谨慎。此外,还需要仔细权衡不同IT平台(如基于个人电脑或基于因特网)的利弊和优劣(见第7章)。

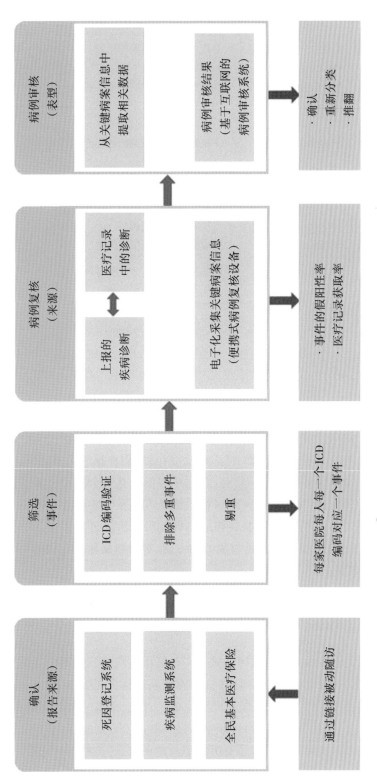

图 6.2 CKB 研究中病例复核和审核的一般流程

表 6.2 **CKB研究病例复核和审核的专用IT系统实例**

阶　段	软件名称	功　能
计划阶段	Cas	管理网络应用程序的用户
	Passman	管理密码
	NID Check	检查个人唯一识别码的真实性
	DrList	为地区项目办公室生成研究对象名单
	PVD Hospital	分析和匹配医院名称
	Standardiser	上报结局的自动编码和标准化
病例复核	LT follow-up	收集和管理长期随访事件
	PVD Manager	生成病例复核清单,供地方项目办公室核实
	Outcome PVD	在医院收集上报结局的原始医疗记录
	OV-Manager	集中管理复核病例
	OV-Reports	生成病例复核的结果报告
病例审核	CRD Web	为临床审核专家分配和管理审核任务
	i-CASE	基于互联网的病例审核

❸ 病例复核实践流程

在英国等拥有完善全国初级卫生保健系统的国家,可以通过初级卫生保健记录来核实来自疾病监测和其他健康记录系统(如HES、癌症登记系统)上报的疾病信息,这些记录通常包含医院每次入院的详尽医疗报告。然而,在大多数尚未普及全国初级卫生保健系统的中低收入国家,我们可能只能通过审查医院保存的纸质或电子医疗记录来核实上报的疾病结局,这就需要前往患者于特定日期因特定疾病事件就诊的医院进行核实。对于涉及多个研究地区的大型研究,应该采取可行且具有成效的方法,通过搜集研究对象的医疗记录对疾病结局事件进行外部佐证。

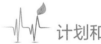 计划和优先级

由于前瞻性研究通常涵盖众多地理区域和多种健康结局,因此,对上报的所有类型的疾病进行病例复核,既不可行也不现实。除了需要对疾病进行优先级排序之外,详尽规划特定疾病结局复核的病例数量和涉及的医院也尤为重要。首先,审慎的做法是重点关注5～10种具有重大公共卫生意义的主要疾病,每种疾病涉及500～1 000例病例,最好是从不同地区和不同时点随机选取的。如果复核工作涉及医疗记录的调取,还应精心挑选医院,权衡医院的地理位置、类型或等级(如区级医院与教学医院)、授权情况、病例数量等因素。在实际操作中,可能需侧重选择病例丰富且工作人员易于访问的医院。

对于不同的疾病结局,从医院或其他来源(如初级卫生保健记录)收集的用于复核的病例信息会有较大的差异。此外,信息收集的差异还体现在该病例是否伴随后续独立且详尽的医疗记录审核(见下文)。一般来说,不同的疾病需采用在临床专家指导下制定的特定的临床研究表格(clinical research forms,CRF)。根据具体疾病的项目计划,CRF可包括以下内容:(1) 仅简单记录出院诊断,无其他支持证据;(2) 收集出院小结;(3) 收集临床症状、临床体征、入院诊断和出院诊断,以及出院小结和具体的检查报告(例如,脑卒中的神经影像学检查、癌症的组织学检查、疑似急性心肌梗死病例的心肌酶检查和心电图等)。

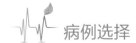 病例选择

由于研究对象可在同一次或多次入院期间被确诊多种疾病,并且这些病例可能采用了不同的编码系统进行编码。因此,在进行病例复核之前,有必要使用标准编码系统(如ICD-10编码)对从不同来源获取的所有结局事件进行适当的核查和编码。额外的数据处理过程可能还涉及剔重(见第8章)。许多研究对象可能会在一段时间内多次上报相同的疾病事件,这可能源于既往确诊病例的重复入院(如癌症化疗/放疗的多次入院)、疾病复发(如脑卒中复发)或同一疾病的新发病例(如左乳腺癌确诊后右乳腺癌发病)。同样许多研究对象可在同一天或几天内报告多种不同的疾病。因此,在选择病例进行复核时,针对不同疾病制定合适的选择标准十分重要,需要区分:(1) 新发与现患病例;(2) 致死与非致死病例;(3) 原发病例与合并症。在前瞻性研究中,病例复核工作主要关注首发病例,或在随访期间被记录为原发疾病的最早的一次入院事件。此外,由于部分研究对象可能在未经适当医疗救助的情况下在家中去世,因此,致死性病例的复核比非致死病例更加困难。出于特定目的[如在全基因组关联研究(genome-wide association studies,GWAS)中识别遗传变异],部分研究可能还希望复核某些基线获取的现患病例,这可能只能通过复核初级卫生保健数据而非入院记录才可实现。

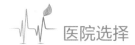 医院选择

病例复核成功的关键在于医疗记录的获取,而这一过程又取决于能否确定研究对象(因特定待复核疾病)就诊的医院。就诊医院的信息可从多种来源获取,包括初级卫生保健(如家庭医生或全科医生)记录、全民基本医疗保险记录或死因和疾病报告卡。然而在许多情况下,医院信息可能存在错误或不一致,同一家医院可能被记录为多个不同的名称。为方便我们筛选医院,需要建立一个医院的数据库,列出所有涉及的医院的清单,包括其官方名称、联系地址和官方评级。这一过程通常可以通过搜索并下载国家或地方卫生机构(或其他同等机构)的官方医院清单来实现,并由当地的项目工作人员进一步核查、修改、更新和补充。

在筛选相关医院时,关键是要区分初始报告疾病的医院(报告医院)和研究对象确诊的医院(诊断医院)。对于涉及多家医院的同一病例,可能有必要纳入所有涉及的医院,以提高发现和获取相关医疗记录的可能性。如果当地医院缺乏相关的识别信息,则最好选择等级最高的医院。在中国等缺乏常规医疗转诊系统的国家,患者可自行选择就诊医院。因此,如

果我们无法获得有关诊断医院的信息,则需要确定人们最有可能就诊的医院/专科医院。例如,在CKB研究中,多数农村居民的大部分主要疾病(如脑卒中或IHD)的医疗记录都可以在当地1~2家县医院获取;而对于其他某些疾病(如癌症),则有很大比例是前往附近大城市的专科或高级医院就诊的。深入了解当地卫生保健服务,有助于为规划病例复核提供依据。

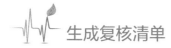
生成复核清单

为确保现场工作的顺利进行,我们应根据所涉及的医院,统一生成详细的复核清单,包含研究对象的个人信息(如姓名、出生日期、性别、个人唯一识别码)以及与疾病结局相关的入院的详细信息(如入院和出院日期、出院诊断及ICD-10编码、病房名称、入院或住院号码)。在开展现场工作之前,应使用安全的方式直接或通过地区项目办公室间接地将复核清单发送至相关医院,以便提前查找和获取医疗记录。为了减少不必要的工作量、现场访问次数以及多重访问权限的需求,针对多种疾病的医疗记录获取应精心协调,最好能同时进行。由于某些医院的复核清单可能包含多种疾病,因此我们应准备好符合对应医院病案系统的获取清单(如按疾病类型、病房号或名称、患者姓名或入院号分类)。

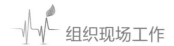
组织现场工作

负责病例复核的工作人员应具备基本的医学背景并接受专业培训,尤其是在涉及医疗记录的获取和审查时,需确保工作人员能严格遵守研究流程,能够核实、筛选、记录医疗记录中的相关信息。在现场工作开展之前,与医院相关部门保持良好的沟通联络,就工作时间表、工作安排、访问权限和范围达成一致至关重要。为了提高效率并尽可能缩短在医院工作的时间,通常需要两名工作人员同时工作以及时完成病案搜集。这两位工作人员可根据具体的任务和流程互相协作,或独立工作。在病案数据采集之前,首要任务是检查并确认医院找到的是目标研究对象的正确的医疗记录。对于未找到的医疗记录,需要记录可能的原因(如无法获取、永久封存或被他人借用)。对于与研究对象完全匹配,但无待复核疾病的病案记录(例如非同一次入院记录,或同次但因不同的疾病入院),仍需要尽可能详细地记录找到的医疗记录的信息,以便后续核查和数据整合。根据工作计划,病案信息搜集可使用纸质的或电子的病例报告表(CRF)。在获得批准和许可的前提下,更高效且更具成本效益的方式是使用安装定制软件的平板电脑(或手机)的内置摄像头拍摄医疗记录相关页面的照片。而在部分拥有完整电子健康档案(EHR)的医院中,直接下载EHR中存储的医疗记录或许更为合适。

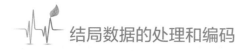
结局数据的处理和编码

根据预设的程序和编码规则(见第8章),对收集到的病案信息进行集中审查、处理和编码。如果使用纸质CRF进行病例复核,则采集的初步信息需要录入计算机,标准做法是采用独立双录入方式,可由内部工作人员或专业付费服务机构完成。如果复核使用的是电子

CRF,则数据采集阶段应自动进行内部逻辑核查和编码,以尽量减少后续的工作(见第2章)。尽管病例复核的主要目的是确认上报疾病诊断的准确性,但除疾病诊断之外,其他相关信息也应予以检查、编码并整合至研究数据库中,以便开展研究监测、质量控制、数据分析和其他不同类型的研究(例如,更好地了解某种疾病的医院管理)。

 ## 案例研究:癌症病例复核

在英国,通过链接癌症登记系统、HES系统和初级卫生保健记录(如CPRD),以获取癌症的可靠分类和其他相关信息(如组织学特征、关键的肿瘤标志物等),从而实现对癌症类型的细致划分。这种链接系统在确认上报的主要癌症诊断方面具有极高的报告准确性。然而,在缺乏完善的癌症登记系统的其他国家,这种方法可能是行不通的。在CKB项目中,我们进行了初步的预调查,对当地癌症登记和医保系统上报的约1 000例癌症病例(十个项目地区各100例)进行了核查。结果发现,尽管癌症诊断的准确性普遍较高,但有关癌症组织学亚型和某些关键生物标志物的信息(如乳腺癌的雌激素受体状态,或前列腺癌的前列腺特异性抗原检测结果)获取相对困难。预调查的结果表明,我们仍需要获取这部分医疗记录来系统地收集组织病理学和其他检测报告的数据。为了推动癌症(以及其他一些主要疾病,见下文)相关病例复核工作的开展,CKB项目为计算机平板电脑开发了一个名为"PVD"的定制IT系统。该系统使用电子CRF记录关键的临床数据,并可用于拍摄与癌症分子分期相关的检测报告(见图6.3)。截至2019年底,CKB已运用该方法复核了约两万例癌症病例,结果显示,多数主要癌症(如肺癌、结肠癌、肝癌、胃癌、前列腺癌、食管癌和乳腺癌)报告的准确性较高(>90%)。此外,一旦通过PVD收集了癌症组织学、分期、大小和生物标志物等其他信息,就几乎不需要对这部分癌症病例进行额外的专家审核。然而,对于脑卒中等其他疾病,仍需要临床专家审核才能可靠地进行病理或病因分型(Adams Jr et al.,1993)。

❹ 病例审核实践流程

病例审核,是对所有搜集上来的临床信息进行独立评估的过程。根据预先制定的标准,对上报病例的诊断进行确认和分型。通常随机对照临床试验会进行常规化的病例审核,有助于提高患者或医生报告的疾病结局的准确性。病例审核需要临床专家组成的团队负责,以确保病例诊断和分型的准确性。与某些临床试验研究一样,病例审核通常需要疾病的医疗记录信息(包括临床症状和体征、血液检查、影像学或其他检查结果),以根据预先制定的诊断标准评估病例诊断及分型的准确性。根据研究方案,该工作可涉及不同医院和不同时点上报的特定病例的随机样本,或覆盖所有收集到的病例。虽然审核工作可以通过人工完成,但为实现高效率、高成本效益的运作,大规模事件的管理需要依赖安全而可靠的IT系统。

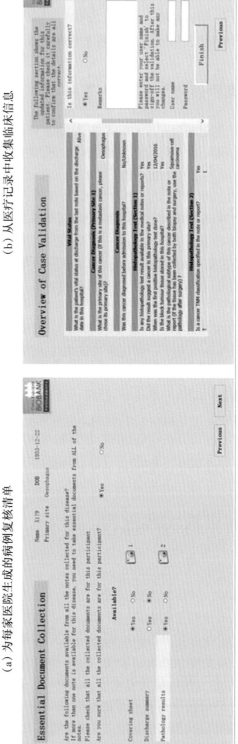

(a) 为每家医院生成的病例复核清单

(b) 从医疗记录中收集临床信息

(c) 使用平板电脑的内置相机拍摄病案照片

(d) 在全面核对信息后保存数据

○ 图 6.3　CKB 项目中用于收集癌症医疗记录信息的定制软件

组建病例审核专家委员会

病例审核专家委员会由一组特聘的临床医生构成,负责根据预先制定的标准对上报的诊断结果进行审核。通常情况下,审核工作组的成员为在职的临床医生,各自独立完成病例审核,互不知情且不了解研究数据。工作组成员应具备诊断和治疗相关疾病的专业知识,具有临床执业医师证,并可代表研究对象就诊的医院类型。在条件允许的情况下,应邀请主任医师担任审核工作组成员。为确保数据安全和保密性,各成员应与研究组签订保密协议。工作组可定期召开线下和线上会议,讨论预先制定的诊断和疾病分类标准,以及工作时间表。为了促进协作和高效管理,可以适当提供激励措施,以确保成员及时完成病例审核。此外,应邀请工作组成员定期参与地方、国家和国际学术会议,并邀请他们作为共同作者参与评估其工作的同行评审出版物。

 病例审核准备工作

因病例审核过程涉及医疗记录的评估,因此这一过程需要在病例复核结束后进行。为了确保审核结果的一致性和可靠性,应将收集到的研究对象中特定病例的信息与从原始报告来源(如 HES 和 HI 中)获得的数据进行相互比对,发现的任何差异都应进一步统一核查。为减轻审核工作组成员的工作负担,对于仅能部分匹配上的医疗记录、具有重大问题的医疗记录或提供的临床信息有限的医疗记录,可能不会被纳入审核范围。经过初步检查后,找到的医疗记录应与对应疾病的详细 CRF 一起,为该病例审核工作组成员形成其待审核任务清单(见图6.4)。应尽可能地将敏感且可识别的个人隐私信息(如姓名、个人唯一识别码、入院号等)进行隐匿化处理,同时根据预先商定的工作期限,为每位工作组成员分配适当的审核病例数量。如果该工作主要通过纸质方式进行,则应选用专用的快递服务将文档和详细的医疗记录信息送达至每位工作组成员。如果以电子方式进行,则文档应加密并通过安全渠道传递给工作组成员。除此之外,也可以将文档上传至研究的网页服务器,使工作组成员能远程使用各自的设备进行病例审核工作,而无需下载任何文件(见下文)。

 疾病结局的处理、编码和分类

在对疾病结局进行判定时,理论上有四种可能的结果:真阳性、真阴性、假阳性和假阴性。其中,真阳性和真阴性分别表示临床审核员正确地判断了该疾病结局发生或未发生;而假阳性和假阴性则表示审核员错误地判断了该疾病结局的发生与未发生。假阳性和假阴性将使结果产生偏倚,导致对疾病真实关联的系统性低估。与病例复核相似,该过程主要依赖已确诊病例的医疗记录,从而得出疾病类型及其亚型的阳性预测值。然而,在大型前瞻性研究中,仅一小部分研究对象最终会罹患某种特定疾病,因此假阳性率比假阴性率重要得多。在队列研究中,上报诊断的错误将导致偏倚并且低估暴露与疾病的关联,并可能对此类疾病

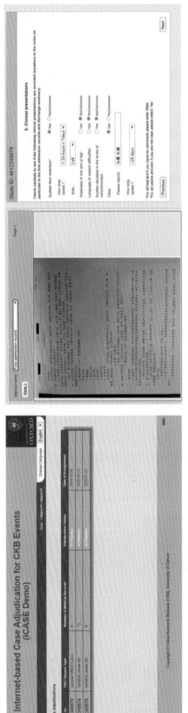

（b）从临床医疗记录中收集信息

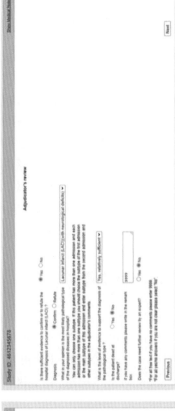

（d）确认审核结果并保存数据

（a）为不同的临床审核员分配工作任务

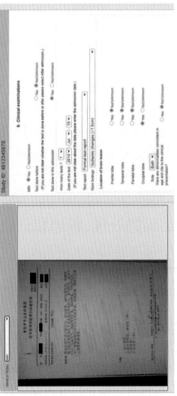

（c）从CT报告中收集信息

⊙ 图 6.4 CKB 项目脑卒中临床病例审核的定制软件

的重要性得出错误结论。因此,病例审核应侧重于病例诊断的准确性,而非仅仅关注漏诊病例。

对于不同的疾病,病例审核的具体流程可能存在差异。对于某些疾病,审核过程可能仅涉及审查医疗记录,并根据预先制定的标准填写简短的CRF,并给出最终诊断。而对于其他疾病,尤其是涉及电子化处理的疾病事件,审核过程可能还可以进一步从医疗记录中提取关键数据,进而对疾病诊断及分型的准确性进行评估。CKB项目采用的是后者(见下文),该流程更为耗时,但有利于质量控制、疾病亚型分析(如使用TOAST标准对脑梗死进行亚分类)、实现自动化流程,以及利用收集到的数据开展新领域研究(如疾病管理)。为确保审核的一致性和数据质量,病例审核应由审核委员会成员用母语进行并在研究中心由研究医生进行统一核查,从而确保与国际标准和研究制定的标准保持一致(见下文)。

案例研究:脑卒中病例审核

在中国,脑卒中已成为成年人的常见病症,但其具体病因尚不明确。即使在农村地区,脑卒中的诊断也大多涉及了神经影像学检查,但针对约1 000例脑卒中病例的预复核表明,医院报告的诊断无法将脑梗死(IS)分为大动脉粥样硬化(LAA)或小血管疾病(SVD)亚型,也无法将脑出血(ICH)分为脑叶亚型(lobar)和非脑叶亚型(non-lobar)。鉴于脑卒中在公共卫生领域的重要性,以及脑卒中亚型的病因异质性,CKB决定对所有报告的首发脑卒中病例(以及IHD、癌症和慢性肾病)进行病例审核,以确保能够对IS和ICH亚型的预后和决定因素进行可靠的分析。

在CKB项目中,脑卒中病例的审核是使用CKB定制的基于互联网的病例审核系统(*i*-CASE),由中国的神经科医生进行。该系统允许临床医生随时随地通过自己的设备(包括台式电脑、手机、iPad或平板电脑)对分配给他们的医疗记录(见图6.4)进行审核。

一次病例审核通常需要约30分钟。在这一过程中,CKB的工作人员需要仔细审阅在医院获取的医疗记录的图像,并根据已提供的CRF中的要求,从医疗记录中提取和输入相关信息(如与症状体征、检查和化验、特定药物使用情况、神经影像学或其他诊断检查/程序有关的内容)。根据对医疗记录中关键记录的仔细审阅,医院最初报告的脑卒中类型可能会被确认、重分类或推翻。作为质控流程的一部分,这些诊断结果将在研究中心进行进一步的统一核查(见下文)。此外,根据*i*-CASE记录的详细信息和公认的标准,使用特定算法将脑卒中进一步细分为其主要亚型。

截至2019年底,CKB项目共审核IS病例22 700例,ICH病例3 720例。总体而言,IS的确认率为79.6%(95%CI:79.1,80.0),ICH的确认率为98.2%(95%CI:98.1,98.4)。对于这两种脑卒中类型,部分病例被重分类,主要是由IS转为ICH,或相反;而少数病例(通常为其他血管疾病)则被推翻。脑卒中病例审核过程极大改善了血压和脑卒中类型间的相对风险估计(见图6.5)。此外,通过审核,我们还可使用TOAST标准将IS病例进一步细分为LAA和SVDIS亚型,并将ICH病例进一步细分为脑叶和非脑叶亚型。

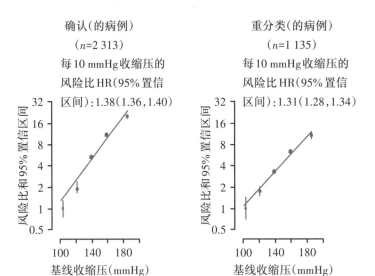

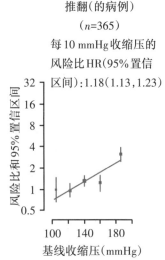

图6.5 经病例复核及审核后基线收缩压与ICH风险的关联

⑤ 数据监测和管理

在大型前瞻性研究中,疾病结局的复核和审核通常涉及多种不同的环节,需要细致的筹划组织,包括众多研究和非研究人员的参与。除正式培训外,还需制定标准操作流程并构建健全的IT系统来管理现场工作的方方面面,包括分别对不同的研究地区、工作人员和临床审核员开展持续监测,监测其工作进展、获取的数据质量、完整性和一致性。监测的主要目的是发现数据收集或审查过程中可修正的潜在问题,以提高研究质量。对于长期持续进行的主要疾病的审核,需要进行统计分析并定期报告,以便利用质量评价指标(如按地区或工作人员区分的获取率或未找到医疗记录的原因)来监测进度、绩效和数据质量。

尽管确认上报疾病诊断的准确性是病例复核和审核的主要目标,但诊断的一致性在研究中同样具有重要意义,包括临床审核员内部和不同审核员之间的一致性。一致性通常是通过比较两位审核员对同一临床事件的诊断结果来评估的,这一过程可单独完成,也可以作为常规的随机病例审核(如10%的病例)。此外,通过计算机程序,可以根据国际标准诊断原则开发内置算法,自动生成标准诊断。将临床审核诊断与程序生成的标准诊断进行比对,可确保审核诊断与国际统一标准的一致性。如果审核诊断结果在临床审核员间存在较大差异,或显著偏离标准诊断,应予以标记以供研究专属的临床医生进一步统一核查。

小结

在前瞻性人群队列研究中,提升灵敏度(疾病检测)和特异度(疾病分类)水平,将有助于我们更好地发现主要疾病与生活方式、生化或遗传风险因素之间的重要关联。本章重点介绍了病例复核和审核所需的关键策略,并通过CKB项目中的实例描述了实践的方法。未来,我们可能会使用人工智能来标化ICD-10编码,并开发可自动疾病分类、改进质量控制流程的算法。值得注意的是,人工智能(AI)还有可能实现在健康记录间相互比对关键词,为病例复核提供信息,还可利用自动化算法优化疾病的详细临床特征。

(翻译:陈智伊、宋明钰、刘琪;审校:陈怡平)

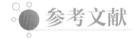 参考文献

Adams H Jr, Bendixen B, Kappelle L, Biller J, Love B, Gordon D, Marsh E. Classification of subtype of acute ischemic stroke: definitions for use in a multicenter clinical trial: TOAST: trial of org 10172 in acute stroke treatment. Stroke. 1993;24(1):35-41. https://doi.org/10.1161/01.STR.24.1.35.

Ay H, Arsava E, Andsberg G, Benner T, Brown R Jr, Chapman S, Cole J, Delavaran H, Dichgans M, Engström G, Giralt-Steinhauer E, Grewal R, Gwinn K, Jern C, Jimenez-Conde J, Jood K, Katsnelson M, Kissela B, Kittner S, Kleindorfer D, Labovitz D, Lanfranconi S, Lee J, Lehm M, Lemmens R, Levi C, Li L, Lindgren A, Markus H, McArdle P, Melander O, Norrving B, Peddareddygari L, Pedersén A, Pera J, Rannikmäe K, Rexrode K, Rhodes D, Rich S, Roquer J, Rosand J, Rothwell P, Rundek T, Sacco R, Schmidt R, Schürks M, Seiler S, Sharma P, Slowik A, Sudlow C, Thijs V, Woodfield R, Worrall B, Meschia J. Pathogenic ischemic stroke phenotypes in the NINDS-Stroke Genetics Network. Stroke. 2014;45(12):3589-96.

Chen Z, Lee L, Chen J, Collins R, Wu F, Guo Y, Linksted P, Peto R. Cohort profile: the Kadoorie Study of Chronic Disease in China (KSCDC). Int J Epidemiol. 2005;34:1243-9.

Chen Z, Chen J, Collins R, Guo Y, Peto R, Wu F, Li L. China Kadoorie biobank of 0.5 million people: survey methods, baseline characteristics and long-term follow-up. Int J Epidemiol. 2011;40:1652-66.

Green J, Reeves GK, Floud S, Barnes I, Cairns BJ, Gathani T, Pirie K, Sweetland S, Yang T, Beral V. Cohort profile: the million women study. Int J Epidemiol. 2019;48:28-29e.

Herrett E, Shah AD, Boggon R, Denaxas S, Smeeth L, van Staa T, Timmis A, Hemingway H. Completeness and diagnostic validity of recording acute myocardial infarction events in primary care, hospital care, disease registry, and national mortality records: cohort study. BMJ. 2013;346:f2350.

Kurmi OP, Vaucher J, Xiao D, Holmes MV, Guo Y, Davis KJ, Wang C, Qin H, Turnbull I, Peng P, Bian Z, Clarke C, Li L, Chen Y, Chen Z. Validity of COPD diagnoses reported through nationwide health insurance systems in the People's Republic of China. Int J Chron Obstruct Pulmon Dis. 2016;11:419-30.

Lacey B, Lewington S, Clarke R, Kong XL, Xiang L, Chen Y, Yang L, Bennett D, Bragg F, Bian Z, Wang S, Zhang H, Chen J, Walters RG, Collins R, Peto R, Li L, Chen Z. Age-specific association between blood pressure and vascular and non-vascular chronic diseases in 0.5 million adults in China: a prospective cohort study. Lancet Glob Health. 2018;6:e641-9.

Smith M, Zhou M, Whitlock G, Yang G, Offer A, Hui G, Peto R, Huang Z, Chen Z. Esophageal cancer and body mass index: results from a prospective study of 220,000 men in China and a meta-analysis of published studies. Int J Cancer. 2008;122(7):1604-10.

Sun L, Clarke R, Bennett D, Guo Y, Walters RG, Hill M, Parish S, Millwood IY, Bian Z, Chen Y, Yu C, Lv J, Collins R, Chen J, Peto R, Li L, Chen Z. Causal associations of blood lipids with risk of ischemic stroke and intracerebral haemorrhage in Chinese adults. Nat Med. 2019;25:569-74.

Wright FL, Green J, Canoy D, Cairns BJ, Balkwill A, Beral V. Vascular disease in women: comparison of diagnoses in hospital episode statistics and general practice records in England. BMC Med Res Methodol. 2012;12:161. https://doi.org/10.1186/1471-2288-12-161.

第7章 人群队列研究IT系统的开发与应用

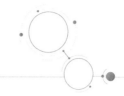

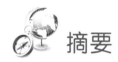 摘要

　　当代以生物样本库为基础的人群队列研究往往极其庞杂,并需要持续数十年之久。这些研究的成功在很大程度上依赖于功能全面的IT系统。一个强大的IT系统不仅能保证数据收集和存储的安全性,还能有效地管理研究并提高研究效率。基于IT系统的工作方式在质量和效率方面远优于传统的、基于纸质的工作方式。然而,只有通过精心规划和组织,才能充分发挥这些优势,包括建立协调可靠的基础设施;选择或开发符合需求的软件;选择适合这些软件的硬件。虽然技术上需要考虑的很多,但人群队列研究IT系统的开发始终应以用户为本——即研究人员和参与研究的调查对象。这一指导原则应贯穿于项目的整个生命周期(从规划、开发到实施)的所有决策。另外,与外部IT团队的合作以及如何将专用设备集成到系统中来,也应该格外注意。在整个开发过程中,还需要认真考虑诸如数据和系统安全等跨领域的实际问题。

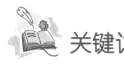

关键词

人群队列研究；信息技术；软件；硬件；用户需求说明；外包

缩略词

AI	artificial intelligence	人工智能
API	application programming interface	应用程序编程接口
CAS	common access system	通用访问系统
CKB	China Kadoorie Biobank	中国慢性病前瞻性研究
COTS	commodity-off-the-shelf (of software)	现有商业（软件）
CSS	cascading style sheets	层叠样式表
DBA	database administrator	数据库管理员
GDPR	General Data Protection Regulation	《通用数据保护条例》
HTML	hypertext markup language	超文本标记语言
HTTP	hypertext transfer protocol	超文本传输协议
HTTPS	hypertext transfer protocol secure	超文本传输安全协议
ICC	international coordinating centre	国际协调中心
ID	identifier	识别码
IDC	internet data centre	互联网数据中心
IT	information technology	信息技术
KVM	kernel-based virtual machine	基于内核的虚拟机
MMS	material management system	物资管理系统
NCC	national coordinating centre	国家协调中心
NSIS	nullsoft scriptable install system	可编写脚本的安装系统
OCR	optical character recognition	光学字符识别
PDF	portable document format	可移植文档格式
PHP	hypertext processor (a recursive acronym)	超文本预处理器
PVD	portable validation device	便携式验证装置
RC	regional centre	地区项目中心

RFID   radio-frequency identification   射频识别
SOP   standard operating procedure   标准操作流程
UI   user interface   用户界面
URS   user requirements specification   用户需求说明
UUID   universally unique identifier   通用唯一识别码
VM   virtual machine   虚拟机
XP   extreme programming   极限编程

 引言

根据《牛津英语词典》,信息技术(IT)是"通过研究或使用计算机和通信系统来进行信息的存储、检索和发送的技术……"。虽然有些时候,"系统"代指计算机硬件系统,但大部分时候,"系统"都代指在硬件上运行的软件。因此,我们本章将主要讨论现代人群队列研究中的软件部分。

现代人群队列研究往往极其庞杂。为了积累足够数量的健康结局事件、获得可信的风险暴露与疾病的关联,这些研究往往会持续数年甚至数十年之久。此外,研究可能在地理上横跨多个地区或国家,覆盖不同的社会、文化和语言背景。因此,此类研究的成功不仅依赖于周密的规划和协调,还依赖于强大的IT系统的开发和应用,以便能够对研究过程进行全方位的管理。与几十年前主要基于纸质的研究相比,基于IT系统开展的研究在质量、效率、可扩展性、一致性、安全性、可追溯性和成本效益方面均有显著提高。本章介绍了设计和开发人群队列IT系统的主要原则、方法和实际考量,并列举了当代大型人群队列研究中的实例。所述的许多原则和实际考量对其他人群研究也具有参考意义。

❷ 开发策略及方法

IT是一个复杂且不断发展的领域,因此在研究规划阶段,就应向IT专家了解当前的技术现状和未来发展方向,以便做出适合当前且面向未来的选择。与任何大规模的IT系统开发一样,人群队列IT系统的开发需要具有不同专业知识、技能和角色的团队通力合作。IT团队的职责不只是被动地满足研究人员的要求,他们还能够影响研究的设计、组织和管理,提出新的选择及更加可靠、高效和经济的实现方法。IT团队的思维方式还能在更广泛的关键领域[如顶层规划、标准操作流程(SOP)的制定以及需求规格文件等]为研究做出贡献。此外,无论是内部自研还是外包开发,IT系统最终要供研究人员和参与研究的调查对象使用。因此,开发中的许多基本考量都与用户有关。虽然IT系统能够提供强大的功能,它们也往往会对用户行为进行规范和限制。因此,我们在设计时需小心谨慎,否则可能会带来糟糕的用户体验。也正因如此,在整个研发过程中,IT人员与其他人员之间的规划、沟通与协作至关重要。只有这样,IT系统才能最大限度地对用户提供支持并帮助他们完成工作。一般而言,用于大型人群队列(或其他)研究的IT系统在以下关键属性方面应表现良好(如图7.1)。

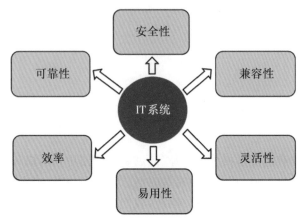

图7.1 人群队列IT系统的关键属性

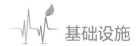 基础设施

大型前瞻性人群队列研究往往涉及多个地区,且具有复杂的、不同层次的运营和管理结构。一般而言,任何一个研究都至少会有一个最高级别的协调中心以及若干地方中心。当然,这一基本模式可能有许多的变体。在建立IT基础设施时,需要考虑以下几个关键因素,包括:(1) 互联网的可用性、速度、可靠性及成本;(2) 需要收集、传输和存储的数据量;(3) 不同地区IT和数据相关的法规;(4) 物理安全特性(如门锁、保安人员配置等);(5) 当地现有的IT基础设施和人员(如防火墙、运维人员);(6) 各中心内部及之间的互联需求以及相应的基础设施。对于不同的研究需求,所需的硬件设施也可能不同。可能的设施包括移动电话、计算机(台式机、笔记本电脑和平板电脑)、服务器乃至大型超级云计算和存储设施(见下文)。

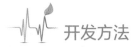 开发方法

软件开发的方法多种多样,既有严格有序的阶段式方法(如瀑布法),也有高度迭代的敏捷开发方法和极限编程(XP)方法(Beck,2004)。极限编程方法强调测试优先(即开发人员在编写代码之前先编写测试代码)和结对编程(即两个人一起编写代码,交替扮演"驾驶员"和"副驾驶员"的角色)。关于各种方法论的利弊已经有很多论述,但关键是要选择一种合理的方法,然后遵循它,以避免完全没有方法论的混乱开发。

在现实中,我们往往会选取折中的方法,如CKB项目中成功使用的迭代瀑布法(图7.2)。与传统的瀑布法一样,这种方法将开发分成不同的阶段;然而,其不同之处在于承认迭代的必要性,允许水流沿着瀑布向上游回流。随着开发走向下游阶段,变更的成本会快速飙升,就像在自然界中克服重力让水向上流动是艰难的事一样。软件开发技巧之一就是要知道什么时候该进入下一阶段。为了尽量减少未来代价高昂的向上迭代,应避免过早移动,但同时也要谨防陷入分析瘫痪,让项目停滞不前。

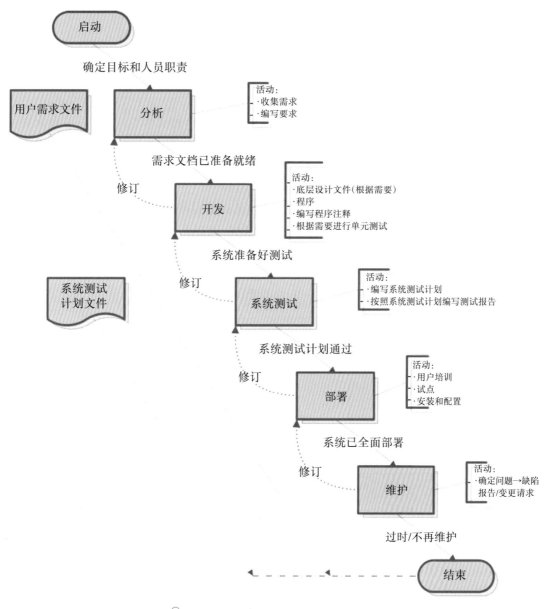

图7.2 软件开发中的瀑布式迭代过程

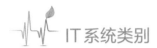用户需求说明(URS)

用户需求说明是一份重要文档,详细说明了软件开发的综合需求和总体规范。URS是经各方同意的"合约",通常由研究人员和IT人员共同编写。尽管其他(更高或更低级别的)文件也可以对其进行有益的补充,但这份文件具有最高的权威。如果内部自研,则由研究单位负责编写URS并负责整个开发流程;如果采用外包开发,研究单位仍应积极参与书面需求的分析和制定,与外包单位商定一个相互可接受的流程并明确各自的职责。

IT系统类别

根据研究的设计和要求,可以开发多种IT系统,对研究过程的各个方面进行支持和管理(图7.3)。除数据收集(如问卷调查和体格测量)外,这些系统还可用于管理工作人员安全权限(如访问权限、密码)、生物样本(如收集、处理、运输、储存和检索)、研究材料和设备(如采购、供应、校准、维护)、通信和监控(如消息交换、质量控制、统计监控)以及系统和基础设施(如反病毒、系统性能和维护)。这些系统可以使用不同的编程语言在不同的平台(如Web平台)上开发。因为特定的研究往往需要一系列IT系统,认真规划并确定需求的优先级,从而确保在项目的适当阶段对相关需求进行开发和部署至关重要。比如,在项目初期,相较于与研究监测、长期随访和资产管理等有关的系统,与现场工作有关的系统(包括数据收集、样本处理、人员管理和数据传输等)往往更为关键。

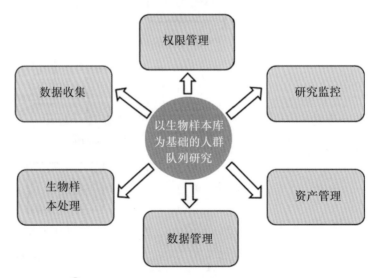

图7.3 大型人群队列研究IT系统的主要类别

多年来,CKB使用不同的平台和编程语言为各类系统开发了100多个定制化的软件。整个过程都经过精心策划,并在项目的恰当阶段进行开发和部署。除了与现场工作数据收集(见第3章)、样本处理和管理(见第4章)以及长期随访和病例复核(见第5章和第6章)有关的系统外,还开发了一系列其他系统来支持和管理研究(表7.1)。

表 7.1　CKB 信息管理系统实例

类　别		主　要　功　能
（a）现场用户管理		
	AddRC	列出研究网络中的地区项目中心并添加新的地区项目中心
	ClinicLoc	管理地区项目中心的调查区和调查点
	PassMan	允许 CKB 用户更改密码
	UserMan	允许 CKB 管理员管理 CKB 用户
	CAS	管理 Web 应用的用户、群组、身份验证、授权等
（b）监测和报告		
	LatestActLog	查看最新的 IT 事件，包括服务器访问、同步和备份
	LogViewer	查看从研究中心发送到 ICC 的日志文件，以排除故障
	SendLogJob	将挑选的日志文件发送给 ICC 进行审查
	Reporting	汇报调查对象招募、样本处理、长期随访事件等
（c）资产和研究管理		
	C-FrmTrack	追踪知情同意书从地区项目中心到国家协调中心的转运
	Labeliser	管理 NCC 打印研究编码标签
	StudyIDAuth	管理 NCC 批量打印研究编码标签授权
	MMS	为国家协调中心和地区项目中心提供耗材和设备管理服务
	CDAS	提供与研究人员共享 CKB 数据的数据访问平台
	Standardiser	分析、匹配并为住院事件中的疾病分配 ICD-10 编码
	PVDHospital	分析、匹配和规范住院事件中的医院名称
	SpouseChkr	将自报的配偶姓名与参与者登记册进行核对
	Geocoder	调查点地址的标准化和地理编码
	ResearchTrk	登记和显示 CKB 的研究活动，包括项目和论文

续表

类　别	主　要　功　能
(d) IT系统管理	
KeyServer	为CKB计算机提供公钥密码管理服务
LaptopActiv	在研究中心IT基础设施内激活/停用调查笔记本电脑
Sintegratr2	验证CKB用户身份并启动其他CKB程序
UpdateMan	管理远程部署项目电脑的软件更新
DbBackup	备份和恢复项目电脑的本地项目数据库
Sinsync	在项目电脑之间提供安全的异步通信
DirSync	在项目电脑之间增量同步目录结构
Sinserver	为Sinsync客户端电脑提供中央文件传输服务
Babel	以谷歌翻译服务后端,对C++和Java程序进行本地化
DBTourist	临时数据库查询通用工具
NodeStatus	生成项目电脑的状态报告,以便进行远程监控

③ 开发中的关键选择

新项目确立之后,首要任务就是与团队及外部相关方讨论,制定详细的规划,正式确定总体开发策略和方法,并就硬件、软件平台、系统架构和框架等方面的关键技术要求达成一致。通常为了满足研究需求、工期和预算,在规划过程中往往需要做出妥协。

外包开发与内部自研

以生物样本库为基础的人群队列研究通常具有高度特殊性。即使对现有的商业软件(COTS)(见下文)进行了充分的调研,仍有可能需要开发许多定制化的IT系统。在启动任何研究项目之前,除了要确认开发内容之外,关键的决策之一就是确定开发方。对此有两种不同的策略:(1)外包开发,即向另一家机构(通常是商业机构)付费;或(2)内部自研,即直接雇用IT人员开发。这两种方法均有各自的优缺点(表7.2)。根据需求的复杂程度和工期要求,以及研究团队具备的专业能力,这两种方法有时可在同一项研究项目中结合使用(例如,英国生物银行使用现有商业软件管理生物样本)。

表7.2　内部自研与外包开发的比较

	内部自研	外包开发
员工要求	复杂	简单
初始成本	高	低
交付速度	慢	快
维护	简单	困难
升级	简单	困难
质量控制	简单	困难
整合	简单	困难
总成本	低	高

如果采取外包开发的策略，则必须与外部开发商明确所开发软件的所有权。虽然软件理应归属人群队列所有，但这并不总是可行的（比如有些基于开源代码的软件开发）。确定所有权是为了确保人群队列将来能够使用和维护该软件——至于其他人是否也享有同样的权力则是次要的。除了外包开发，还可以外包IT支持；而这两者通常是通过同一个合作伙伴机构共同完成的。

 应用平台选择（Web应用与本地应用）

大型人群队列研究往往涉及多个高度分散的地点，开发基于Web的应用往往是首选方案。客户端用户使用Web浏览器，通过互联网与网络服务器使用HTTPS网络协议进行通信。用户与浏览器进行交互，而服务器则提供程序并直接运行服务，同时服务器根据请求向浏览器传送网页（网页本身可能包含客户端程序片段）。大多数网站都使用数据库进行数据存储和检索。该数据库可运行在同一网络服务器上（图7.4），也可以位于单独的数据库服务器上。更复杂的系统可能会在网络服务器和数据库层之间设置"应用层"。

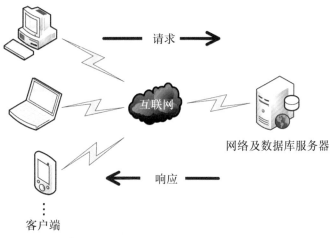

请求

互联网

网络及数据库服务器

响应

客户端

图7.4　简单的客户端/服务器(C/S)架构
注：为简化起见，网络设备（如路由器和防火墙）略去不提。

如果系统中包含服务器组件,则可以考虑使用云计算基础设施。云服务商可代替用户进行基础设施的管理,承担许多日常工作。美国国家标准与技术研究院(NIST)定义了云计算的特征:包括按需自助服务、广泛的互联网接入、池化资源、快速弹性且可度量的服务(Mell,Grance,2011)。

另一种是开发本地应用,即在客户端计算机上安装程序,在本地运行。这种方式灵活地与服务器对话,并直接全面地访问客户端的资源。

这两种应用平台具有不同的优缺点(表7.3)。根据研究项目情况及要求,这两种平台可用于同一研究中的不同活动或操作。例如,在CKB中,某些疾病数据是使用本地应用程序从医院收集的,但由医生使用Web应用程序进行远程验证。除了指定的要求外,开发平台的选择还可能受到现有团队优势、特长以及现场网络连接等因素的影响。

表7.3　Web应用与本地应用的比较

	Web 应 用	本 地 应 用
互联网连接要求	高	低
客户端兼容性	宽	窄
需要服务器	是:至少一个网络服务器	不一定:视程序软件而定
用户体验的一致性	低	高
用户体验的复杂性	低	高
易于开发	不一定	不一定
易于部署和更新	简单	困难
易于支持	困难至中等	简单至中等
编程语言	客户端:主要使用HTML、CSS和JavaScript 服务器端:常用的选择包括PHP、Java、Python和Ruby	常用的选择包括C++、Java、C#和VisualBasic

 计算机硬件选择

进入21世纪以来,客户端变得越来越多样化。除了运行Windows等操作系统的台式机和笔记本电脑外,平板电脑和智能手机(大多数运行iOS/iPadOS或Android操作系统)等小型设备作为Web客户端或运行本地程序在科研IT基础设施中发挥的作用也越来越大。

在服务器方面,它们在外观上各不相同,有外观类似于台式机的塔式服务器,也有功能强大的机架式服务器。借助于虚拟化软件[如Oracle Virtualbox、VMware Workstation、KVM(基于内核的虚拟机)],越来越多的物理服务器被用来作为多个虚拟机(VM)的主机。每个虚拟机基本上与同一物理主机上的其他虚拟机隔离;每个虚拟机都有可配置的处理器、内存、硬盘和其他资源份额;每个虚拟机在客户端看来都是一台独立的服务器。

如今,云基础设施可以提供更大的存储容量、抽象程度和动态灵活性。虽然也可以自行搭建云基础设施,但大多数组织会采用现有的云服务商(例如亚马逊或谷歌),从而无需自己购买、安置和维护服务器基础设施。这些云服务商能够根据需求的变化动态分配资源。使用云的缺点包括需要在云服务商的框架内工作以及对它们的绝对依赖。任何担保都不能补偿人群队列项目因停机而产生的损失。因此,选择云服务商更多的是对声誉和信任的判断。人群队列项目尤其应确保他们完全了解其所选云服务商存储和传输数据的方式和地点,并确认这符合法律和监管的要求。

 受管设备与自带设备(BYO)

人群队列研究可能会提供完全受管的客户端计算设备,也可能让操作员使用自带设备。两种方式各有自己的优势和局限性(表7.4)。使用自带设备在某些情况下是必要的(例如,如果要求调查对象在家使用电脑访问研究网站或Web应用),而在其他情况下则显然不合适(例如,当项目要求使用指定型号的计算机,在特定的安全环境下供调查员使用)。

在表7.4中,显然除了前两项标准外,受管设备在其他所有标准上都胜出一筹;然而,这两项标准也可能是决定性的。

表7.4　受管设备与自带设备(BYO)比较

	受 管 设 备	自 带 设 备
购买成本	由项目支付	由个人支付
设备部署	难易可变:如果许多设备分布在许多地方则部署困难	容易
设备配置	完全可控	有限可控:可设定最低要求,但不能太严格
运维成本	低	高
开发成本	低	高:需适配更多硬件
安全性	高:由项目设置决定	低:依赖个人自己的设置
用户体验一致性	高	低

 软件采购选择

通常情况下,使用现有商用软件要比为项目定制化开发软件便宜和方便得多,使用现有商业软件通常是可行而且必要的(见文本框7.1)。尽管许多现有商业软件是收费的,但也有一些是免费的(如开源软件)。人们很容易认为免费软件一定是**毫无价值**的软件,但事实上,**免费软件**的质量可能非常高。需要注意的是,开源软件许可证通常规定,开发人员有义务应要求开放源代码(即开发人员编写的原始文本形式的程序);这甚至可以“病毒式”地染至与开源软件集成的其他定制软件。无论如何,研究人员在使用**所有软件**之前都应仔细检查其许可协议。

文本框7.1　与人群队列研究有关的常用商用软件示例

◇ 操作系统,如 Microsoft Windows、Mac OSX、Linux、Android、iOS

◇ 办公软件,如 Microsoft Office、LibreOffice

◇ 数据库软件,如 PostgreSQL(推荐)、MySQL、SQLite、Microsoft SQLServer、Oracle

◇ 统计分析软件,如 SAS、R

◇ 反病毒和安全软件,如 Windows Defender、Kaspersky、Sophos

◇ 软件开发工具,如 Embarcadero C++ Builder、Microsoft VisualStudio、NetBeans

◇ 版本控制软件,如 Git、Subversion、Mercurial

◇ 低阶文档生成软件,如 Doxygen、JavaDoc

◇ Bug 跟踪软件,如 Bugzilla

◇ 安装软件,用于构建安装程序,如 NSIS、InstallShield

◇ 翻译软件,如 Multilizer、Sisulizer、QtLinguist

　　有些商业软件会为学术组织提供低价折扣,这包括许多建立人群队列的组织。如果不清楚折扣情况,可直接与软件开发商联系。许多公司通常乐于帮助社会公益项目,项目则可以对他们的帮助表示认可作为回报。即使看起来没有任何现有商业软件能满足要求,也要谨慎地检查是否有几乎能满足要求的软件:也许通过对非关键需求进行小幅调整,就能成为一种可能的选项。

❹ 软件开发的实际考虑因素

　　从项目启动开始,软件开发工作就应遵循某些原则和实际考量。虽然有些原则和考量似乎是常识,但它们在开发中往往被忽视,应用起来也不一致。

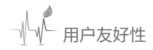 用户友好性

　　虽然技术问题总是千头万绪,但IT系统的开发始终应以用户为中心。大型人群队列研究往往会涉及许多用户,因此必须仔细考虑他们的需求以及其IT知识和技能水平。根据研究方法的不同,用户可能是训练有素的研究人员,也可能是参与研究调查的对象[例如,英国生物银行(UK Biobank,2007)的自我管理问卷和认知测试]。为这些"调查对象"设计的系统必须非常容易使用,从而保证即使其事先没有接受培训、计算机知识水平参差不齐也能正常使用。除此以外,团队其他研究人员(包括IT团队在内)的诉求也必须得到满足,才能够保证项目的成功。

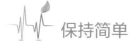 保持简单

无论项目的复杂程度如何,从长远来看,保持简单都是有利的。要做到这一点,值得在早期多花时间对设计进行推敲,并将需求分为必要的、需要的或不需要的。这样做的目的是确定哪些东西是多余的,并将其完全删除。显然,不存在的代码**永远不会**有问题。除了简化代码之外,还应该简化所涉及的流程,以提高可见性并优化工作效率。

构建软件设计有两种方法:一种方法是使其简单到明显没有缺陷,另一种方法是使其复杂到不存在明显缺陷。第一种方法要困难得多(Hoare,1981)。

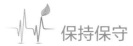 保持保守

尽量使用已在相关领域验证过的成熟技术——尽管新技术更吸引人,但它也具有很高的风险。当然,如果没有合适的技术时,可以尝试新的技术。一般而言,尽可能尝试和测试(新技术),但仅在必要时采用它们。例如,CKB项目在采用微软Windows的新版本之前等了好几年,宁可选择旧的、已为人们充分了解的版本,而不轻易涉足最前沿的技术。

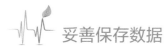 妥善保存数据

人群队列研究应保留完整的数据历史记录,以满足外部审计人员的要求,并为所有数据提供一种追溯到"原始数据"的方法——因为它是首次收集或导入研究中的(即便是其采用的格式不适合分析)(参见第8章)。因此,研究不应例行地删除或修改数据。相反,对于每次变更,应创建新版本的数据。虽然最新版本是最常用的,也是最权威的,但完整的历史数据会被保留下来,以备不时之需(有关技术概述,请参阅文本框7.2)。如果参与研究的调查对象请求将其数据从研究中删除,则属于例外情况。在这种情况下,必须彻底删除数据以满足其请求,同时清晰保留所采取的具体操作的记录。

文本框7.2　保存数据的数据库设计技术

◇ 避免使用数据库DELETE和UPDATE语句:改用INSERT,并加上一个版本排序字段,如时间戳

◇ 通过设置一个特殊的"虚拟删除"标志字段来指示记录的逻辑删除

◇ 使用规则和视图确保这些数据便于处理,例如,可以容易地获取每个实体的最新数据行

除了核心数据之外,系统还应该记录更改人、更改时间等详细信息。如果这些信息不是隐含在系统里的,还应该记录进一步的审计数据,例如在哪里进行了更改、由哪个系统进行了更改以及进行更改的原因。

数据必须定期备份。为确保备份过程完全可靠,有必要对备份进行恢复测试。有些备

份可以存储在本地以便快速检索,而其他备份可以存储在异地(以防本地发生灾难)。虽然数据库复制(即多个数据库相互同步数据)可以提供额外的冗余,但不应将其作为唯一的备份手段。

 监控所有系统

所有用于研究的IT系统都应受到严格监控,尤其是那些影响安全、负责重要数据更改、可能会遇到外部问题或需要遵守法规要求的系统。让所有系统在运行时写日志是一种极有价值的监控技术。除密码、个人数据或其他潜在敏感信息外,日志中应包含所有可能帮助IT支持人员诊断问题的信息(如程序进展、任何错误的细节)。在CKB中,SendLogJob程序会定期在多个研究地点的每台计算机上运行,检查每个日志文件,并将"有趣的"日志文件(即包含某些触发词,如"ERROR")发送给IT团队,以便在日志查看器程序LogViewer的帮助下进行人工检查(见图7.5)。

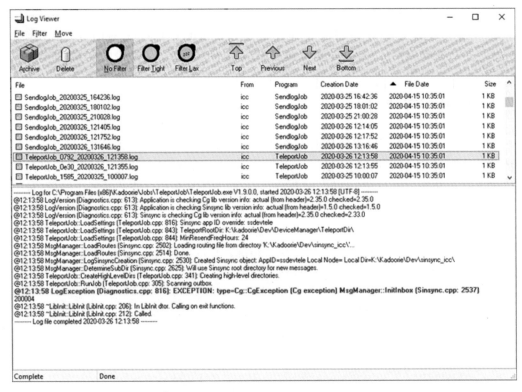

🔎 **图7.5　CKB中的日志查看器截图示例**

项目应编制一套报告,供整个项目的负责人员使用。其中一些报告应采用"一目了然"的仪表板风格,用于显示最关键的指标和最突出的问题;也可使用交通指示灯风格的指标,以提示进一步审查和迅速采取行动。

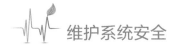

维护系统安全

在为人群队列研究设计和开发IT系统时,妥善维护数据和系统的安全是至关重要的(见下文)。保障数据和系统安全将:(1) 有助于保护个人隐私和机密数据;(2) 通过防止恶意用户和意外事故对数据的修改,以保护数据的完整性和可靠性;(3) 遵守相关管理规则和数据保护法律,如《通用数据保护条例》(GDPR)。

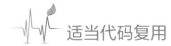

适当代码复用

创建和复用软件组件(例如,以软件库或小型"构建块"的形式)可以避免重复劳动,并有助于开发团队遵守共同的惯例和标准。然而,代码/库的复用是有额外代价的(编程工作量大约是单一用途代码的三倍),正如Kevlin Henney所强调的那样,"……不存在可复用的软件,只有已被复用的软件"(Henney,2002)。如果复用的需求是明确的,那是一回事,但为复用而臆测设计则是一种浪费,因为臆测往往是错误的。在最糟糕的情况下,为复用而设计的代码**根本不会**被使用——代码必须首先被使用,然后才能被复用。

经过简短的初步评估后,所需考虑的代码单元(如类或模块)可分别归入三个复用类别之一。这种分类决定了如下的开发方法:

1. 绝不会复用:不需要放入程序库或构件块程序,仅在当前使用场景下进行开发、记载和测试。

2. 肯定会复用:放入程序库或构件块程序中,在全部使用场景下,开发、撰写文档和测试。

3. 暂时不会复用,但将来可能复用:与第1类情况相比,在选择实施方案时,此类情况需要在成本可控的前提下,尽量选择易于复用的方案。

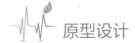

原型设计

如果开发需求分析陷入困境,原型设计可能会有所帮助:快速编写一个程序来演示部分功能(例如,没有模型或数据库代码的用户界面原型),供大家尝试、审查和完善。实际演示往往能激发人们的洞察力:有时候,只有当你没有得到(某些功能)的时候,你才知道自己想要什么。原型可以是渐进式的(旨在稍后增强到完整功能)或一次性的(旨在用作原型然后丢弃),在开始之前明确开发哪一种原型至关重要,因为在整个开发过程中其质量标准是不同的。一次性原型设计可能看起来很浪费,但如果存在很大的不确定性,它可能因为开发的速度很快而变得非常有效。

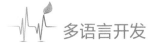

多语言开发

在涉及具有不同语言传统的国家或人群的研究中,软件往往需要支持多种语言(或某种开发人员不使用的语言)。在这种情况下,需要考虑翻译问题。用户界面(UI)翻译被称为本地化。为了促进本地化过程,开发人员在开发时必须采用某些约定俗成的方法,这就是所谓的国际化。国际化的软件交由翻译人员使用合适的工具进行本地化,可能还需要翻译一些与IT相关的文档,如在线帮助等。

⑤ IT人员和团队

IT系统开发是一个复杂且高度专业化的过程,需要具有不同背景、技能和经验的人员合作完成。

 不同IT人员的角色

IT人员构成各异,有许多专业角色(表7.5)。为确保研究目标的实现,所有IT人员最终都要接受非IT项目负责人的领导,并应作为同一研究团队的成员与其他非IT人员密切合作。

表7.5 常用IT角色名称及描述

角 色 名 称	角 色 描 述
项目经理	管理其他IT人员和IT项目的日常协调工作
分析人员	与熟悉所要解决的问题的非IT人员联络,以了解和记录需求,并制定总体需求规范
软件架构师	为软件设计开发用户需求和较低级别的规范文档,指导开发人员进行实施
开发人员	编写和维护符合规范的软件
用户界面(UI)设计师	设计软件的用户界面("外观和感觉"),制作用户界面设计文档或易于集成的用户界面语言"设计代码"
测试人员	制定测试计划,根据规范和常识原则测试软件,并撰写测试报告,详细说明测试结果
技术文档撰写人员	为用户编写在线帮助和其他软件文档
数据库架构师	设计数据库表格和其他数据库架构元素
数据库管理员(DBA)	安装、配置和维护数据库系统,包括管理备份
数据科学家	对收集到的数据进行整理、转换和整合,以适合研究的形式提供给研究人员
系统管理员	帮助选择硬件和现有商业(COTS)软件,并安装、配置和维护它们,包括备份
客服人员	提供一线支持,解决基本问题,并将更多涉及的问题移交给适当的团队成员
翻译人员	将软件用户界面(UI)和某些文档从一种语言翻译成另一种语言,例如将英语翻译成简体中文

在实践中,许多IT人员都会同时兼任多种角色,要尽可能避免开发人员同时又是测试人员(至少对于任何一个程序而言)。每个人都必须对程序功能保持自己的理解(即使两人都阅读过相同的规范文件),这样才能更容易地发现和纠正他人的错误。

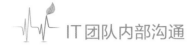

IT团队内部沟通

许多IT工作都是创新性的,这使其有别于传统工业(见文本框7.3)。在IT工作过程中,沟通是有代价的:如果每个人之间都必须相互沟通,那么沟通路径的数量就会随着团队规模的扩大而呈指数级增长。

文本框7.3 工厂

在一家生产实物产品的工厂里,如果一名工人在一小时内生产出十件产品,那么两名工人就可以在半小时内生产出同样的产品。生产线上的工作很容易扩展;需要做的事情是众所周知的,因为以前已经生产过无数相同的产品;生产另一个产品既不需要创新,也不需要决策;最关键的是,它不需要不同的工人进行交流。

因此,开展和管理大型IT项目面临着重大挑战(Brooks Jr., 1995)。Brooks曾经指出"为延期的软件项目增加人手会进一步拖延项目进程",因为额外的沟通开销会抵消任何实际收益。他认识到简化沟通和有效分发相关信息的重要性。这大部分是通过创建书面文档、提供重要决策的永久记录、避免重复相同的沟通以及促进想法的演变来实现的。自Brooks的著作出版以来,技术已经有了长足的进步。例如,现在有很多工具可以帮助整个项目的沟通:

1. 版本控制系统可简化开发人员在创建单个系统源代码时的合作。
2. 先进的文字处理程序加快了规格说明和其他技术文件的制作速度。
3. 图表工具可以绘制内容丰富的流程图和更专业的软件图表,如数据库架构设计。
4. 错误追踪工具可用于对软件缺陷和变更请求进行管理。

这些工具本身并不能解决沟通问题,但它们可以被巧妙地用作解决方案的一部分。

与其他IT团队合作

与人群队列项目团队之外的其他IT团队合作,无论是在同一组织内部还是外部,都会面临挑战。为使合作顺利进行,应在项目早期就在管理和技术层面确立明确的职责和沟通途径。

在两个团队的软件之间达成一种简单、文档齐全的数据传输方法至关重要,例如,应用编程接口库、文件格式、数据库架构、网络通信协议等。明确划分两个团队之间的依赖关系,使每个团队都可以在自己的"一端"工作。应该尽早且经常对双方的工作进行整合测试,从而避免不兼容问题变得根深蒂固。

同样的方法也可用于大型人群队列IT团队的内部,以细分工作并理顺沟通路径。

⑥ 测试

为了保证软件质量,每个系统在正式投入使用前都必须经过适当而全面的测试。虽然开发人员应在编写程序时对其进行测试,并审慎地创建测试代码来测试其功能("单元测试"),但系统测试应由单独的测试人员进行。测试的目的应是找出两种软件缺陷:(1)程序不符合规范;(2)程序不符合"常识"(无论规范如何规定)。第二种情况往往会引起争议,因为规范并不能涵盖所有的情形。大多数错误都可以通过修改程序来解决,但有时需要用其他方法解决(例如修改规范)。对于每个错误,都应提交一份错误报告,包括:

1. 清晰描述显示问题行为所需的所有步骤。

2. 发生了什么意想不到的事情。

3. 本应发生的事情。

4. 如果可能,指出违反规范的部分。

错误报告及其后续处理需要使用 Bugzilla 这样的软件进行管理,以确保提出的所有问题都能得到相关人员的审核和妥善处理。有关根本原因或可能解决方法的信息可能很有价值,但这并不是测试人员的主要关注点。参与测试的每个人都应避免使用情绪化、对抗性的语言或指责某个人,而应专注于利用测试过程来最大限度地提高软件质量。

⑦ 跨领域问题

在开发IT系统的整个过程中,从抽象分析阶段开始,到实施阶段及以后,有许多跨领域的问题需要考虑,这里将详细介绍其中最关键的问题。

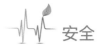 安全

IT团队成员应熟悉安全技术方面的知识,并对法律和监管方面有基本的了解,并适时在整个团队中有效沟通这些事项。

对于暴露在外部的系统(如通过互联网),进行威胁分析是值得的,除了考虑来自外部或内部恶意行为者之外,还应该考虑人为失误或随机事件等可能导致的事故对安全的影响。安全的各个方面可以用下图来描述(图7.6)。

多年来,专家们开发了专门且有效的加密算法(例如,用于加密和签名),因而根本没有必要"自己动手"开发相关的软件——因为这会耗费资源并损害系统和数据安全。在可能的情况下,应使用信誉良好的现有商业安全软件(例如 VeraCrypt、Crypto++)(尽可能使用"成品",否则使用组件库)。必要时,可以参考业界公认的参考资料(Ferguson,Schneier,2003;

Press et al., 1992）。由于错误不可避免，因此应使用已发布的输入/输出来测试标准算法，以检查其实现的正确性。

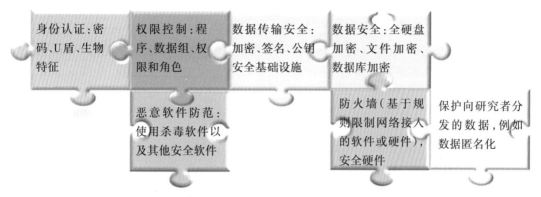

🔊 图7.6　有关IT系统的安全拼图

任何用于研究的IT设备在报废时也应谨慎处理。在设备报废之前，应制作其（如调查笔记本电脑、台式机或服务器）上所有数据的镜像副本，并将其存储在中心数据库中，以备今后审计之用。然后，应安全删除并物理销毁所有机密信息，并妥善记录销毁设备和数据的情况，以供日后参考。

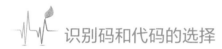 识别码和代码的选择

项目中的任何事物都需要一个识别码（ID）或代码，即一个众所周知的名称。选择有效的ID至关重要。每个对象的ID必须严格唯一：至少应该在同类型的所有其他对象中保证唯一性，在项目的所有对象中甚至全球范围内保持唯一性则更优，如通用唯一识别码（UUID）（Leach et al., 2005）。尽管这些唯一ID可能还有其他用途，但它们在数据库中被用作主键，用来标识数据库中的一条记录。ID也应该是不可变的，即一旦一个对象拥有了一个ID，它就不应该再拥有其他ID。

ID可以是预先存在的，也可以是由IT系统人工生成和分配的。应避免使用"似乎唯一"的自然ID，如人的姓名或大多数国家的社会保险号。它们有时会被复用、复制或更改，因此不适合用作ID。通常ID是纯数字的，但有时也包含英文字母，这可能会带来其他问题（文本框7.4）。更进一步地说，在标识中使用**非英文**字母还会带来更多的问题，故，应当审慎考虑。

> **方框7.4　ID中的英文字符问题**
>
> ◇ 在世界各地，人们对英文字符的熟悉程度各不相同。
>
> ◇ 大小写问题：使用小写、大写还是两者兼用？数据库和其他软件在大小写敏感性（同一字符的不同大小写是不同还是相同）和排序顺序方面各不相同。

ID经常出现在现实世界中，因此需要由用户输入系统中。简短且易于输入的ID可以节省时间并降低出错率。尽管明智的做法是使ID足够长，以便在初始需求的基础上留出扩展

空间,例如增加一个或多个额外字符。为了最大限度地减少人力和错误,可将ID的条形码或RFID(射频识别)标签贴在相应的物品上,这样ID就可以由扫描仪或阅读器自动输入。即使只是在扫描或读取失败时的备选情况下,任何需要输入的ID都应该在最后有校验码或字符,以便检测错误,例如,CKB使用的是Verhoeff校验码(Press et al.,1992)(见第2章)。不过,开发人员应该知道,这种算法至少有两种不兼容的变体在广泛使用。当有不同类型的对象时,可以对每种类型的对象采用不同的标识方案,例如采用不同的长度、格式或前缀,以避免混淆。

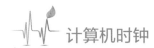
计算机时钟

事实证明,计算机时钟的准确性对于安全性和一致性非常重要,例如,确保审计数据的准确性并正确记录数据的时间顺序。大多数计算机在开机时都能保持正确的时间,而当它们关闭时,每台台式计算机中都有一个纽扣电池来保持时钟运转。尽管电池通常可以使用数年,但它有时会提前失效。因此,任何具有互联网连接的计算机都应配置为自动从公共授时服务器设置时钟。对于离线的计算机,有必要强制用户定期手动检查日期和时间。例如,在每次启动时通过运行小程序来进行检查提示。即使管理良好的计算机,其时钟也可能会出现一些偏差,因此研究软件和操作必须接受微小的差异。例如,在CKB中,项目笔记本电脑之间快速交换带时间戳的"心跳"消息,它们接受10分钟前到未来5分钟之间的时间戳。

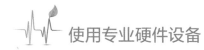
使用专业硬件设备

人群队列研究大都倾向于使用专业硬件设备进行数据收集,如血压计、肺功能检查设备和生物样本分析仪等。将这些设备全面集成到人群队列IT系统中,可以最大限度地减少数据转录错误、优化项目工作人员,并改善调查对象的体验。

在决定使用任何专业硬件设备前,都要尽可能向制造商索取其技术方面的全面信息。大多数设备并非为科学研究而设计,因此需要认真评估其硬件或软件接口(如应用编程接口、串行端口通信协议等),以便为决策(包括购买决策)提供信息并为集成工作奠定基础。

如果要使用制造商提供的用户界面,也有必要检查其适用性。比如,对于像CKB这样的多语种人群队列研究,需要检查其对多语言的支持功能。在某些情况下,如果制造商许可,可以通过修改其软件的方式来增加对额外语言的支持。由于许多人群队列研究往往要持续数年或数十年,与持续售后支持有关的问题(例如成本、持续时间和地理覆盖范围等)也需要重视。

8 小结

本章高度概括了大型人群队列研究IT系统和基础设施开发的主要原则、方法和实际考量。我们的经验主要基于CKB项目,项目IT团队为该研究各类系统开发了100多个定制软件,涵盖了项目各个方面。这些系统的成功开发和应用改善了研究的运行和管理方式。此外,它们还大大提高了所收集数据的质量和完整性、管理效率和成本效益。尽管这些IT系统在很多方面都很独特,但它们确实提供了一个具有启发性的范例。对于未来的研究,无论其设计、规模、复杂程度和环境如何,都可以从本范例中得到启发、受益。

(翻译:李潇、余灿清、姜美丽;审校:杨小明)

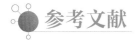

参考文献

Beck K. Extreme programming explained: Embrace change. 2nd ed. Upper Saddle River: Pearson Education; 2004.

Brooks FP Jr. The mythical man-month: Essays on software engineering. Anniversary ed. Boston: Addison-Wesley Longman; 1995.

Ferguson N, Schneier B. Practical cryptography. Indianapolis: Wiley; 2003.

Henney K. (2002). The imperial clothing crisis. Retrieved from http://www.two-sdg.demon.co.uk/curbralan/papers/minimalism/TheImperialClothingCrisis.html.

Hoare CAR. The Emperor's old clothes. Commun ACM. 1981;24(2):75-83.

Leach P, Mealling M, Salz R. (2005). A Universally Unique IDentifier (UUID) URN Namespace, RFC 4122. https://doi.org/10.17487/RFC4122.

Mell P, Grance T. The NIST definition of cloud computing. (800-145). Gaithersburg: National Institute of Standards and Technology; 2011.

Press WH, Flannery BP, Teukolsky SA, Vetterling WT. Numerical Recipes in C. 2nd ed. Cambridge: Cambridge University Press; 1992.

UK Biobank Limited. (2007). UK Biobank: Protocol for a large-scale prospective epidemiological resource. Retrieved from https://www.ukbiobank.ac.uk/wp-content/uploads/2011/11/UKBiobank-Protocol.pdf.

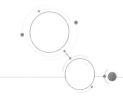

第8章　人群队列研究中多维数据的清理与管理

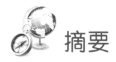 摘要

　　在大型人群健康研究中,开发安全可靠的系统来收集、存储、利用和共享队列人群(即研究对象)的数据至关重要。现代前瞻性人群队列研究通常涉及数十万名研究对象,并通过问卷调查、体格测量、样本检测及多种途径链接外部数据源,从而收集到大量数据。因此,需要认真规划和管理中央数据存储库,以确保研究中收集和生成的数据的隐私性、安全性、一致性、准确性、灵活性和可访问性。本章概述了大型人群队列研究中设计和开发数据存储基础设施、数据库架构和管理系统的关键概念和原则,并介绍了从研究对象中收集原始数据到交付研究可用的数据集,即从数据导入、清理和整合,到质检、标准化和复核,到最后为正式注册的研究者准备数据集的过程中,每个步骤应考虑的实际因素。本章所述的一般原则和方法适用于不同情景下的各类人群健康研究。

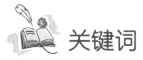 关键词

人群队列研究；大数据；标准操作流程；数据管理；数据共享

 缩略词

API　application programming interface　　　　　应用编程接口
CKB　China Kadoorie Biobank　　　　　　　　中国慢性病前瞻性研究
DAG　data access governance　　　　　　　　　数据使用监管
DBMS　database management system　　　　　　数据库管理系统
ICD　International Classification of Diseases　　国际疾病分类
ID　identifier　　　　　　　　　　　　　　　　个人唯一识别码
IT　information technology　　　　　　　　　　信息技术
RDBMS　relational database management system　关系型数据库管理系统
SQL　structured query language　　　　　　　　结构化查询语言
SOP　standard operating procedure　　　　　　标准操作流程
WHO　World Health Organisation　　　　　　　世界卫生组织

 引言

　　历史上的前瞻性研究往往从少数研究对象中收集少量数据，进行有限的随访，且生成的数据一般仅供特定组织内相对较少的研究者使用。因此，简单的程序和工具就足以有效地收集、处理和管理研究数据。相较而言，现代前瞻性人群队列研究通常会招募更大规模的研究对象，并从不同来源收集各类数据，不仅包括暴露数据（如问卷调查、体格测量和血样检测），还包括外部来源数据（如住院记录、基层医疗信息和空气污染监测记录）。这种扩展需要安全、强大和高效的数据管理系统，不仅在研究团队内部，还在外部的合作者和其他通过审批的研究者之间，完成收集、处理、存储、管理和使用数据的工作。此外，生物技术的飞速发展极大增强了将样本转化为数据（如全基因组测序）的能力，产生并整合成空前庞大且复杂的数据集。因此需要新的方法、基础设施和系统来处理、管理和使用这些数据。本章介绍

了设计、开发和使用数据管理系统的主要原则和实际考量因素,并列举了现代大型人群队列研究的实例。许多原则和流程同样适用于其他类型的人群健康研究(如横断面调查和病例对照研究)。

② 数据管理指导原则

大型前瞻性人群队列研究中数据管理的核心要求是确保所有收集或生成数据的隐私性、安全性、一致性、准确性、灵活性和可访问性(图8.1)。为满足这些要求,应开发强大的数据管理系统和操作步骤,涵盖研究数据收集、链接、整合、存储和使用的各个方面。人群队列研究越来越需要可靠的平台和操作步骤,以便与更多科学家共享数据。根据数据的规模和复杂程度,存储、处理和分析数据所需的IT平台可以是传统的台式计算机、内部的客户端-服务器配置或基于云的超级计算和存储服务。

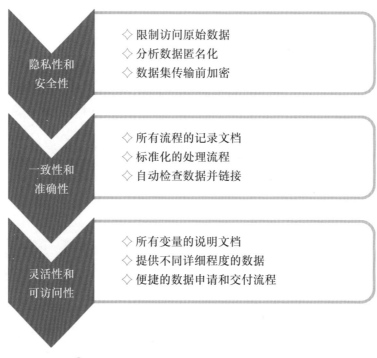

图8.1 人群队列研究中的核心数据管理要求

数据管理的首要要求是对研究对象进行隐私保护和信息保密。任何可识别特定自然人的信息(例如研究对象的姓名、地址、电话号码和身份证号码等)都应安全存储,与其他数据分开,仅限小部分核心研究人员访问。任何可供分析的数据都应匿名化,并且网络防火墙之外的所有数据传输都应加密。大型人群队列研究中数据收集和数据管理任务非常复杂,应建立相应的系统和操作流程以确保所收集和管理的数据的一致性和准确性。采用标准化和详细记录的方式收集和处理数据能最大限度降低错误发生风险。不过,完成以上工作也不能完全避免错误和不一致的情况,因此必须建立相应的操作流程,在收集、连接和整合数据的每个阶段识别和解决问题。在前瞻性研究中,假阳性比假阴性更严重,尤其是健康结局数据相关的假阳性。例如,对于一例患者信息不明确的癌症诊断,忽略该记录比将其分配给错误的研究对象更为恰当。缺失数据虽然会降低研究的统计效能,但错误数据可能会导致错误的研究结果(见第1章)。最后,数据集越灵活、越易于访问,就越有价值,这就需要经过认真筛选且科学归档的数据,以及能够快速、安全地交付数据集的技术和后勤基础设施。

3 数据管理框架

大型人群队列研究通常包含多种类型的数据,由不同的个体和组织通过多种方式在多个阶段收集和生成,具有不同程度的复杂性、完整性和数据质量(图8.2)。将这些数据整合为一个可用于研究的数据库需要利用多种资源,包括:(1)记录文件,从高级数据管理计划到详细的标准操作流程(standard operating procedures,SOP);(2)合适的硬件、软件和系统架构,用于存储、处理和传输数据;(3)工作人员。

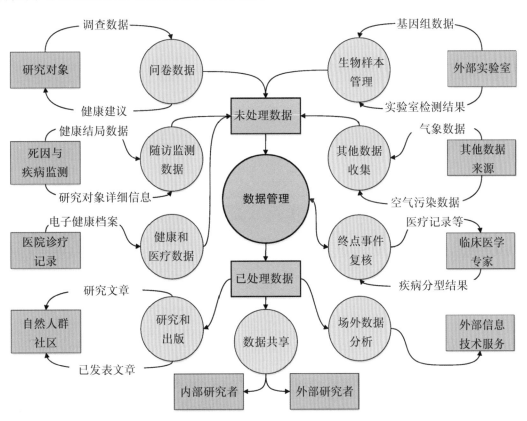

图8.2 CKB数据管理系统示意图

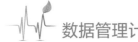 数据管理计划

数据管理计划是一份重要文件,描述了收集、传输、检查、整合和存储的数据类型,以及如何访问整合的数据结果。一份数据管理计划应包括以下内容:(1) 人工和自动复核的细节;(2) 异常数据处理流程;(3) 数据收集后数据修改流程;(4) 个人信息更新规则;(5) 明确原始数据文件的存储和整合位置。数据管理计划需要明确规定数据备份的方式和位置,以及如何利用数据仓库技术向研究者提供最新的数据,同时保留这些数据以前版本的副本,以确保在需要时可随时对结果进行核实或修改。

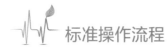 标准操作流程

SOP 是一份文件,概述了如何按步骤进行数据管理中复杂的常规操作。由于大型人群队列研究的数据管理业务复杂且涉及范围广,从早期规划阶段到满足新出现的需求,需要多个不同的 SOP(表 8.1)。这些 SOP 明确了工作流程,重点强调需要特别注意的领域,并确保遵守相关法规。SOP 一旦制定,就应及时提供给所有目标受众,包括需要了解特定流程细节的群体。使用版本控制系统(如 Git)管理这些文件,可保留其历史版本和变更过程。

表 8.1　CKB 数据管理标准操作流程示例

标准操作流程	目标受众	内　　　容
问卷调查管理	问卷调查人员	场地布置建议
		一般提问技巧
		数据收集和使用的知情同意
		针对特定的复杂或个人问题的指导
		应对不合作的研究对象
收集死因登记数据	数据录入人员	居民死亡医学证明书(以下简称死亡证)录入数据的安全政策
		将死亡证与研究对象链接
		处理缺失或不明确的变量
		处理后续的修订
接收全民基本医疗保险数据	数据管理人员	敏感数据的安全政策
		判断和处理不同的文件格式
		将提供的字段映射到需要的字段
		检查是否包含所有强制性字段
		将问题反馈给数据提供者

续表

标准操作流程	目标受众	内　　容
整合全民基本医疗 保险数据	数据科学家	敏感数据的安全政策
		检查和导入文件
		处理自动复核发现的数据错误
		处理自动核查提出的数据警告
		将问题反馈给数据管理人员/提供者
处理数据申请	数据发布人员	研究者和项目的审批
		检查申请范围是否与研究目标相符
		何时及如何拒绝申请或要求修改
		生成和发布数据集
		数据文档和常见问题解答

 命名标准与规则

在项目开始时,需要为数据变量以及数据库中存储变量的数据表制定严格的命名标准和规则,包括每个变量的名称、长度和格式。一份有效的命名标准可通过在变量名或数据表名中包含数据变量的来源或类别提供有用的信息。例如,基线调查问卷和重复调查问卷收集的变量可分别存储在标有"baseline_questionnaire"(基线问卷)和"resurvey_questionnaire"(重复调查问卷)的数据表中。

 数据存储与管理工具

数据库管理系统(database management system,DBMS)等软件的选择在第 7 章中已有介绍。对于本章讨论的数据管理任务,数据库软件的选择是次要的,因为所需的数据结构非常适合使用传统的关系型数据库管理系统(relational database management system,RDBMS),而且任何企业级 RDBMS 都包含必要的工具(Foster,Godbole,2016)。例如,PostgreSQL 和 MySQL,两个工具功能强大、支持良好,而且可以免费下载和安装。SQL 是与数据库通信的标准语言,虽然略有差异,但每个 RDBMS 都支持这种语言。

编码技术不在本章讨论范围之内,但数据操作有一些核心注意事项。第一,数据的添加或编辑不能是临时性的,而应该通过严格的流程,使用管理良好的代码进行。这些代码必须具有一致性和可靠性,实现这一目标的最佳方式是将常见任务转化为应用程序、存储过程或函数,即只需更改参数即可重新运行和重复使用的代码单元。第二,必须进行版本控制(如Git),因为一项长期的研究中,研究人员可能会对几十年前收集的数据产生疑问。最后,所有代码都必须具有可读性,这就需要有行内注释、易于理解的变量名和表名以及补充文档。

规模较小的研究可能会为了方便将数据存储在电子表格软件(如 Excel)中,但这种方法存在严重的局限性和缺陷。这些软件不能很好地得到扩展,也不能像支持SQL的数据库那样提供强大的检查和分析功能(Molinaro,2009)。Excel甚至可能会引入微小但无法弥补的数据错误(Ziemann et al.,2016)。

 ## 数据管理团队

任何依赖数据的研究都需要一个专门的数据管理团队。该团队充当开发人员、现场工作人员和分析人员之间的接口,因此必须具备出色的沟通技能以及特定角色的职能。表8.2列出了数据管理团队中的一些角色示例。在实际工作中,许多工作人员将承担多种角色或职责,数据库管理员等其他角色可能会集中或外包。

表8.2 数据管理团队角色及职责

角色	职责描述
数据管理主管	管理所有数据管理人员和数据管理项目的日常协调工作
数据库架构师	设计数据库表格和其他数据库架构元素
数据库管理员	安装、配置和维护数据库系统,包括管理备份
数据科学家	将数据整合、转换和整理成适合研究的形式
数据库开发人员	按照规范编写和维护数据库软件

❹ 数据采集与复核

在采集数据时,主要的考虑因素是:(1) 数据深度(纳入所有可及的有用数据源);(2) 数据准确性(但不是必须删除不完善或不完整的记录);(3) 数据易使用性(后续只需最简单的清理和处理)。为满足以上要求,需针对各个数据源和各种数据类型采取对应的方法。由于最终将以电子格式存储数据,因此应尽量以电子格式采集或输入数据,否则应尽快导入为电子格式。

 ## 数据来源

数据主要有三种来源:(1) 由研究对象直接获取(如通过访谈、体格测量和样本检测);(2) 由原始资料直接获取(如死亡证);(3) 由二手资料间接获取(如全民基本医疗保险报销记录)。数据的输入和复核方法取决于数据来源。

 ### 由研究对象直接获取

当研究对象在场时,可使用严格的质量接纳标准收集数据,因为任何有问题的结果都可以重新询问或测量。这种直接获取数据的方式允许调查人员对回答设置限制,并要求研究对象必须回答关键问题(图 8.3)。进一步的质量控制措施可以在数据收集时同步进行,通过每天或每周检查汇总数据以及时识别问题,并立即与现场工作人员沟通。

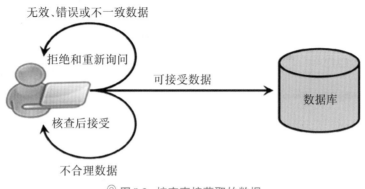

图 8.3　核查直接获取的数据

由原始资料直接获取

除了从研究对象中直接获取外,另一类重要的原始数据是在其他地方收集或生成的与特定研究对象直接相关的数据,例如职业暴露记录、死亡证和医疗记录。根据不同的检测方式,血液样本也可被视为此类数据。由于数据是在其他地方收集的,应采用更宽松的获取标准,例如允许变量存在缺失值,因为一般来说,不完整的信息比缺失数据更可取(图 8.4)。不过,仍可严格执行核查 ID 和日期等规则。此外,应进行相应检查以确保数据关联到正确的研究对象(见下文)。

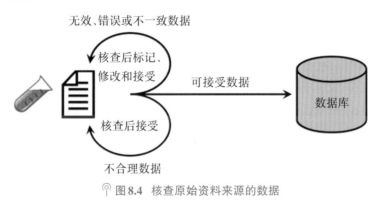

图 8.4　核查原始资料来源的数据

由二手资料间接获取

研究中经常需要获取和整合由其他组织或调查人员基于其他目的收集的二手数据,例如,环境空气污染暴露数据、全民基本医疗保险报销数据、医院常规检查收集的生物样本检测结果。处理这类数据需要采取一种更宽松的方法:尽可能导入所有数据,并在导入数据库时自动检查数据(图 8.5)。导入时可以在单条记录层面或整个数据源层面上处理数据问题,例如,将错误日期修改为缺失值或默认值,或剔除数据集中损坏的整条记录(见下文）。另外,还必须特别留意确保每条记录都关联到正确的研究对象(见下文)。

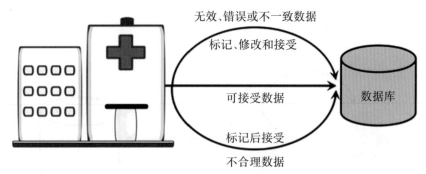

图8.5 复核二手资料来源的数据

任何来源的数据都必须保留一份其原始形式的副本,以便调查人员日后核实准确性或解决相关问题。保留的副本可包括:(1) 知情同意书、疾病发病事件报告(发病卡)或死亡证的扫描件;(2) 医疗记录(如检测结果)的照片;(3) 用于导入的数据文件;(4) 生物测量设备的原始输出文件。当然,这些原数据必须与它们衍生的数据一样安全储存。

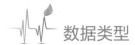 数据类型

数据通常分为以下几个类型:(1) 布尔型/逻辑型数据;(2) 分类数据;(3) 日期(时间)数据;(4) 连续型数据;(5) 自由文本数据;(6) 图像数据(Kirkwood,Sterne,2003)。每种数据都有不同的问题需要考虑。

布尔型/逻辑型数据

布尔型/逻辑型数据变量只允许两个可能值(例如真/假,是/否)。现实世界中很少有真正的布尔型/逻辑型数据变量。当目的是收集二分类数据时,通常更好的做法是,在收集数据时提供更多选择,之后再重新分配答案。数据中除了布尔值外,还可以包含其他可能的值,例如,允许回答"是"或"否/不知道"。

分类数据

对于分类数据相关的多选题,选项必须满足以下条件:(1) 包括适用于绝大多数研究对象的选项;(2) 选项数量在可控制的范围内;(3) 选项类别对分析有用。允许"其他"选项(即使看起来没有必要)有助于避免虚假答案或遗漏答案。对于需要回答整数值的问题,如"兄弟姐妹人数"或"今天吸烟支数",也可以用同样的方法处理。

日期(时间)数据

日期(时间)数据很容易核查,但要考虑到可能的不确定性,尤其是在使用不同历法系统(如中国农历)的地区。强制要求回答一个具体的日期可能得到错误值或无意义值,允许"2015年7月"这样宽泛的答案可能是更好的方案。

连续型数据

连续型数据通常是体格测量数据,如身高、体重、血压、肺功能和血脂水平。应尽可能直接从测量设备中以电子格式收集数据,虽然有些设备(如测量每毫秒呼气量的肺功能仪)会产生大量数据,需要进行特殊处理才能传输和分析。管理不同精度的数据极具挑战性(Goldberg,1991)。更推荐的做法是,事先根据测量准确性和分析需要选择合适的数据精度,然后在必要时选择相应的截断值。体格测量通常对研究对象的身体状况有要求(如某些轮椅使用者无法测量站立身高),因此允许缺失值存在尤为重要,同时应尽可能记录缺失原因。

自由文本数据

允许研究对象输入任何想输入的内容虽然非常灵活,但在没有事先分类的情况下,很难进行数据核查,也无法进行数据分析。自由文本数据可能包含个人识别数据(或其他不合适的数据),文本输入可能还需要支持多种字符集,并在使用前进行翻译。因此,收集数据时应尽可能用分类数据代替自由文本数据。如有必要,可使用自由文本数据进行试点研究来确定合适的分类数据。

图像数据

图像数据包括CT扫描、超声波图像、医疗记录的照片、死亡证的扫描件等。图像数据存在和自由文本数据相同的分析限制,甚至限制更多。几乎所有对图像数据的分析都是基于从图像中提取的变量进行的。例如,颈动脉超声图像可用于确定是否存在斑块以及斑块的数量。理想情况下,应使用专业软件提取图像数据,但必要时也需要人工解读。无论以何种方式提取数据,都应该尽可能在开始提取之前,确定所需变量,并设计和测试提取方法。

数据复核

必须尽快核查数据的真实性,最好是在收集数据时就进行。这一过程将数据分为无效值、错误值、不一致值、不合理值、可接受值或缺失值,这些类别的确定取决于每个变量的具体情况。如上所述,数据来源决定了如何解决数据复核相关问题。

无效值

若预期数据是数字,文本则为无效数据。错误的日期(如2月30日)亦为无效数据。核查此类无效数据非常困难,因为它们通常无法存储在为预期数据或预期数据类型设计的字段中。在可能的情况下,可以通过对数据源进行核查来尽量减少这种情况(见第7章)。但在处理他人收集的数据时,必须考虑无效数据的可能。

错误值

有效值也可能存在明显错误,例如身高为5米,或死亡日期晚于当前日期。与无效值相比,错误值至少没有违反数据库有关数据类型的规则,因此更容易被发现和处理。针对错误值的核查方法通常是为每个变量设定上下限,但必须注意避免排除真实的离群值。

不一致值

不一致值是指在联系上下文后逻辑上存在错误的值。例如,对研究对象来说,吸烟年限30年或生存年数25年均有可能,但这两个值不可能同时出现在同一个体身上。设计一致性检查具有挑战性,主要是因为错误可能有多个来源。处理数据涉及的问题及其逻辑关系时,坚实的流行病学和医学知识是必不可少的。然而,一旦确定了核查方法,其实施一般比较简单。例如,根据一个变量的衍生值(如生存年数的上限)对另一个变量(如吸烟年限)设定限制。关于不一致值的错误信息或其他反馈信息的措辞必须谨慎,确保写明在何处及如何处理不一致值。

不合理值

不合理值是指有可能出现但值得额外检查的值。例如,虽然有些人的身高确实为2.5米,但这一结果更有可能是测量错误或数据输入错误所致。处理此类问题的方法是要求数据收集者进行人工复核。如果确认无误,则接受该值。这类数据的核查方法一般是为每个变量设定上下限,但该过程需要一些主观判断。在核查过于宽松而接受一些不合理值,和进行过多核查而降低核查价值之间,需要做出权衡。更重要的变量可能需要更严格的检查。

可接受值

不符合上述任何标准的数据值都是可接受的。重要的是要认识到,我们不可能永远确定数据是正确的,我们只能限制数据出错的方式。

缺失值

缺失值的处理比较复杂,因为它们的意义和重要性取决于上下文。例如,出生日期缺失对大多数分析来说都将造成问题,但“每天吸烟支数”缺失对非吸烟者来说是非常合理的。在实践中,每个变量的“缺失值”都属于上述类别之一(对某些人来说是不合理值,对另一些人来说是可接受值)。不应为了追求数据完整性,避免少量缺失值而放弃整条记录,或迫使用户输入“虚假”答案以绕过有效性核查。收集数据时,应在研究对象可能不知道答案的问题(如“出生体重”)下提供明确的“未知”选项。这样就可以通过质量监控和后续分析,将这些“真正”的缺失值与因疏忽或删除无效答案而造成的缺失值区分开来。

⑤ 数据清理与标准化

数据管理的主要要求是提供可靠(数值准确)、一致(即在整个记录中统一的数值)和可用(可用于研究的形式)的数据。实现这些目标所需的数据清理和标准化策略取决于数据的来源和质量。

 问题数据处理

虽然已经尽最大努力将出错的风险降到最低,但数据集内的问题还是无法完全避免。处理问题数据有几种可能的方法,包括剔除问题记录和删除、订正或标记问题数据。

剔除问题记录

最简单的方法是剔除任何有问题的记录。但是,剔除整条记录可能会损失有价值的数据,特别是当每条记录包含多个基本独立的变量时,一个变量值存在错误并不意味着其他变量值也有问题。如果问题不是随机出现的,那么剔除问题记录还可能引入偏倚。例如,剔除出生日期不确定的研究对象,可能会对老年人及记录保存不够规范的地区的研究对象造成不同程度的影响。

删除问题数据

可以删除某个变量中存在问题的值,保留其余数据。在大多数情况下这是最好的方法,但在某些分析中,可能需要区分某个值的缺失是删除问题数据还是其他原因所致,例如,"死亡日期"的缺失是因为研究对象尚未死亡,还是因为该值无效而被删除。

订正问题数据

在某些情况下,可以推断出一个值来替代有问题的值。例如,如果问卷填写和血液样本采集通常发生在同一天的话,那么问卷填写日期缺失时,我们可以用血液样本采集日期来替代。同样,重要的是要确保订正不会给数据带来偏倚。例如,如果血糖数据缺失是因为无法检测到低于某一阈值的血糖值,那么用研究对象的平均血糖值来替代这些缺失值显然是不合适的。但是如果将这些值作为缺失值也会产生误解,因为尽管没有确切的数字,我们已经确定了真实值的大致范围。将结果填补为零或可检测到的最低值可能更好,虽然两者都不是最理想的做法。无论采用哪种做法,详细的记录都必不可少。

标记问题数据

简单地标记发现的任何问题,让分析人员自行决定如何更好地处理这些问题,这种做法很有诱惑力。但是要确保分析人员在开始分析之前就发现并理解这些标记可能比较困难。这样做还会造成工作重复,且可能导致同一数据集得出不一致的结果。因此,可能的话,最好采用上述任一方法处理问题数据。

最后,无论采用哪种处理措施,关键在于自动执行统一的处理过程,并完成翔实的文档记录以便查阅。这将最大限度地降低出错风险,增加结果的可信度。

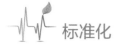 一致性核查

在收集数据时,确保记录之间以及不同问题和/或测量之间的一致性非常重要。可以通过以下方式实现:(1) 统一问题和问卷的措辞;(2) 尽可能提供相同的分类选项供研究对象选择;(3) 采用相同的数据复核规则;(4) 使用相同的测量设备,并进行校准。如果必须进行一些更改,则应在数据库中记录,并为研究者提供说明文件。

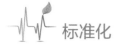 标准化

如前所述,某些类型的数据比其他类型更容易分析,自由文本是分析最困难的数据类型之一。然而,大多数临床系统在设计时并没有考虑流行病学研究需求,通常以自由文本的形式提供诊断信息。要在此类数据中找到某一疾病的所有病例,需要针对该疾病进行冗长而复杂的关键词匹配。因此,最好将文本描述映射到标准化的疾病编码中,如ICD-10(WHO,2016)中提供的编码,该编码已被广泛了解和使用,可用于明确的疾病定义。必要时应开发定制化软件,自动完成并简化疾病标准化流程。这一过程可能包括:(1) 导入疾病诊断文本;(2) 拆分任何包含多重诊断的疾病描述(使用标点符号自动拆分、手动拆分或两者结合);(3) 根据出现频率或分析重要性确定感兴趣的疾病;(4) 制定一组关键词,以便匹配相应诊断从而识别该疾病;(5) 由一名专家为匹配这些关键词的诊断手动分配ICD-10编码;(6) 由另一名专家对所有编码进行复查,并通过审查程序解决分歧。

标准化是一个迭代的过程,在这个过程中,关键词的选择需要不断使用剩余数据进行测试和优化。该过程的目标是尽可能检测出所有感兴趣疾病的信息,即使可能包括一些其他疾病。关键词匹配规则通常包括"关键词1和关键词2"和"关键词3除外关键词4"。这一过程会逐渐形成一个全面的疾病描述字典,即使是拼写错误或缩写的疾病描述也能实现标准化,该字典还可应用于后续批次的数据。之后新出现的疾病描述仍需进行上述的手动标准化处理,但越来越多的疾病描述会被写入数据字典从而实现自动编码。

❻ 数据链接与整合

几乎全部人群队列研究的基本调查单位都是研究对象个体,由个体唯一且匿名化的ID作为身份标识。研究人员应确保:(1) 每个ID都对应一名正确的研究对象;(2) 不同ID的记录对应不同的研究对象。因此在人群队列研究中,可靠且准确的数据链接至关重要。

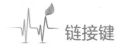 链接键

目前已有多种类型的链接键可供使用,本节将概述其中应用最为广泛的部分链接键,以

及它们在大型人群队列研究中的使用方式。例如,在CKB项目中,多数数据是通过为项目定制的软件以电子格式收集的,因此可使用确定性记录链接匹配不同数据集中研究对象的信息。确定性链接可以使用唯一的自然键,例如身份证号或研究ID(研究对象ID),判断数据是否来自同一研究对象。如果唯一标识符不可靠或无法用于数据链接,那么还存在其他方法可供选择,如概率链接。其他类型的链接技术的更多细节既往已有详细的描述(Harron,2016)。

表8.3列举了来自不同数据库的链接键示例。多数情况下,数据均使用自然键进行链接,在确保研究对象信息链接正确后,再用研究内部标识符替代。当自然键不唯一时,可以纳入额外变量,通过变量组合使链接键唯一化。

表8.3　CKB项目中的链接键示例

链接键	说　　明	是否唯一	链接研究对象	链接结局事件	链接治疗信息	链接样本
基线调查ID	基线调查中分配给研究对象的ID	是	√			
重复调查ID	重复调查中分配给研究对象的ID	是	√			
身份证号	国家公安部门分配给公民的ID	是				
医保编号	全民基本医疗保险分配给受保人的编号	否	√	√	√	
住院号	医院分配给患者的编号	否	√	√	√	
冻存管ID	研究对象生物样本冻存管ID	是	√			√

在CKB项目中,每位研究对象在基线时都被分配一个唯一的研究ID(如K990000811)。在之后的重复调查中,研究对象会被分配一个新的唯一的研究ID(如K991000655),其中前两位数表示研究地区编码且保持不变(99),第三位数表示调查类型编码("0"表示基线调查,"1"表示第一次重复调查)。随后,使用独立的链接表将基线调查ID和重复调查ID对应起来。使用两套独立ID的理由是,在极少数情况下,重复调查中研究对象可能会被偶然地匹配到错误的基线调查ID(很可能是他们伴侣的ID)。通过修改链接表纠正这种错误将更加便捷且易于审核。生物样本编号也采用了这种方式,即给试管分配一个冻存管ID而不是研究对象的研究ID(见第4章),并使用独立的链接表将其匹配回对应的研究对象。对于每个ID,都应设置一个校验码用于检测数据输入错误(例如第7章所述的Verhoeff校验码)。

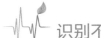

识别不一致与链接错误

开发用于链接多个数据集及核查链接结果的全自动系统十分重要(表8.2)。研究者很容易认为,如果一条记录含有有效的链接键,那么该记录的链接结果便是正确的。然而,外部收集的用于匹配研究对象的源文件很可能不完全正确,或是代码的变动导致链接错误。当采用自然键(例如医保编号)作为链接键时,链接错误的风险将会更大。例如,盲目相信这一类链接键可能会导致一名女性匹配到其丈夫的医疗记录,原因在于丈夫的医疗保险记录同时被匹配在该女性名下(共用家庭医保编号)。

数据库链接前要进行的常规检查包括:(1)比较基线调查和健康数据中的个人信息;(2)核查异常情况,例如死亡后发生的健康结局事件;(3)核查不同数据集之间每位研究对象患病或发病情况的差异;(4) 核查性别特异性疾病;(5) 核查地方全民基本医疗保险系统数据是否只与当地研究对象相匹配。

一旦发现任何链接不一致状况,数据管理团队就有责任解决任何可能的链接错误。多数情况下有必要放弃问题记录,因为一般而言,将缺失数据纳入研究所带来的假阴性结果比将错误数据纳入研究所带来的假阳性更为可取。

 ## 不同来源数据整合

如前所述,如需采用链接键进行数据匹配,研究团队通常会开发方法和平台(见下文),以便尽可能电子化地收集和链接以下类别的研究对象数据:(1) 研究对象个体层面的健康数据,如基线和重复调查问卷数据;(2) 研究对象的随访信息,如死因或疾病登记数据和住院记录;(3) 研究对象人群层面的健康数据,如行政数据和空气污染数据(图8.6)。

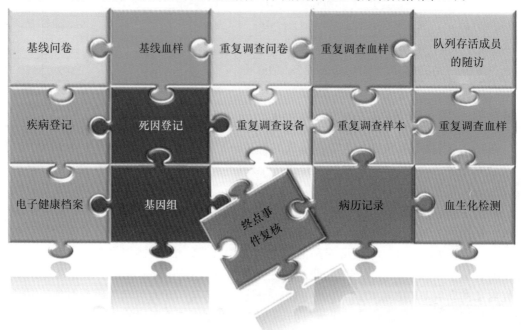

图8.6 人群队列研究中不同类型数据的链接示意图

积极整合不同来源的数据可以丰富数据细节、提高数据价值,使研究人员能够开展高质量的研究。因此,为每个数据源制定SOP来描述如何获取、核查和整合数据十分重要。这可以作为数据提供者与研究者之间签订协议的基础。虽然各个SOP可能有所不同,但它们都应涵盖以下内容:(1) 文件是否经过任何处理或转换?(2) 是否有任何附加数据,如图像或原始波形?(3) 数据是否已链接到对应的研究对象或样本? 如果是,链接是怎样完成的? 如果没有,提供了哪些信息以便进行链接?(4) 每条记录是由哪台设备(如果有)生成的? 型号(即设备种类)和序列号(即设备编号)都有助于排除数据问题;(5) 数据源是否有官方说明或应用编程接口?(6) 如何获取数据?(7) 缺失数据的含义?(8) 重复数据的含义?(9) 数据准备发布前需要进行哪些处理和检查?

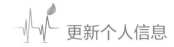 更新个人信息

　　研究进行期间,研究对象的个人信息难免会发生变化。这些变化可能是信息的更新,如地址;或是信息更正,如出生日期;或是较难归类的更改,如性别。因此,重要的是要有一个固定一致的、有据可查的策略来处理这些变化,特别是出生日期等关键变量的变化,可能会使研究对象归类于不同队列(如不同年龄的子队列),或提示先前可接受的问卷回答可能存在问题。无论采用哪种处理策略,都应优先保留原始数据,并详细记录所做的任何更改。

　　一般而言,应以最近更新的数据为准。根据更新的信息不断提高研究的数据质量非常重要,但也会产生一个无法预料且无法避免的结果,即可能会因为不符合研究年龄范围的研究对象人数不同,导致每次发布的研究数据的样本量略有差异。许多分析还需要考虑因迁出研究地区被视为"失访"的研究对象。

　　最后,每项研究都必须允许研究对象选择完全退出该研究。这与上文讨论的变化不同,这种变化需要向前追溯,可能需要永久删除数据。研究必须谨慎地尊重研究对象的意愿,遵守所有数据保护和留存相关的法律法规。

7 数据衍生

　　提供给科学研究的数据应该具有适宜的详细程度,既不过于详细,也不缺少必要的细节;同时要有良好的一致性,能与该研究的其他数据具有可比性,最好还能与其他研究数据库的数据具有可比性。这些要求可以通过细致的数据衍生得到满足。提供不同详细程度的数据,可使数据分析人员自行决定在多大程度上整合或细分每个变量。

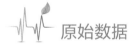 原始数据

　　可以仅向分析人员提供原始数据(已完成前述的核查和标准化)。这种方式的好处是可使分析人员自行决定变量的相关关系和分组方法;缺点是每位分析师都必须自行决定,导致工作重复和结果不一致。

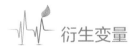 衍生变量

　　对于某些涉及多个问题的暴露如饮酒、体力活动等,可以构建一个单一的衍生变量来衡量暴露的总体水平,如以 g/天为单位的总酒精摄入量、衡量体力活动水平的总代谢当量 MET-h。之后可将这些衍生变量纳入数据库,供所有分析人员使用。

　　例如,研究者可以设置一组详细的酒精摄入问题,并将回答合并为一个汇总值(图8.7)。酒精摄入情况可进一步归纳为相关类别,如:(1) 从不规律饮酒者;(2) 既往规律饮酒者;(3) 偶

尔或季节性饮酒者;(4)每月饮酒者;(5)每日饮酒者。完成推导后,可将这些衍生变量纳入数据库以供其他研究者使用。研究者无需完成推导过程中的每个细节从而节省了时间,还保证了不同研究之间分析的一致性。此外,如果有新的研究建议改进推导公式,则可统一进行更新,并在下一次发布数据时将更新后的版本纳入其中,供所有研究者使用。

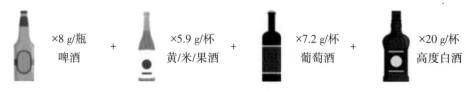

图8.7　CKB项目中"酒精摄入量"变量的推导示例

注:通常一周平均酒精摄入量(g) = 啤酒(瓶)×8 g/瓶 + 黄酒/米酒/果酒(杯)×5.9 g/杯 + 葡萄酒(杯)×7.2 g/杯 + 高度白酒(杯)×20 g/杯。

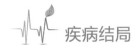 疾病结局

与结局明确的死亡信息不同,电子健康档案(如住院事件、初级卫生保健数据)的处理和分析极具挑战性。即使已完成清理和标准化,仍需从每位研究对象的多条记录中推断疾病结局,这些记录覆盖不同时期,可能包含不同变量、重复事件甚至相互矛盾的信息(例如,死亡日期后的入院记录)。当合并多个来源的记录时,所有挑战都会成倍增加。处理这些记录的目标在于,将不同来源的信息转化为易于分析的数据,一般有以下要求:(1)每位研究对象一行数据,并标记研究对象的ID;(2)数据中包括诊断日期;(3)数据中提供是否发生疾病结局及疾病分类信息。ICD-10编码是一套有效且应用广泛的疾病分类方法,此外还有其他临床编码系统可供使用,例如英国生物银行使用的ICD-9、OPCS-4、Read v2和Read v3等。

有些疾病结局(尤其是死亡)可能不止一个疾病诊断,例如根本死因和所有导致或促成死亡的原因,因此在同一日期可能发生多个事件。合并不同来源的变量和事件时可能会出现不一致之处,如事件重叠或发生在死亡之后(见表8.4中的示例)。这些问题可以通过建立可信等级、删除来源可靠性较低的数据来解决,在可信等级中,质量较高的数据将优于质量较低的数据。判断事件是否重复可能比较困难,只在绝对必要时才会使用可信等级的方法处理这一问题。

表8.4　CKB项目中一名研究对象的多来源结局事件示例

研究对象ID	信息来源	信息来源变量	诊断日期	ICD-10编码(疾病名称)
990000811	疾病报告	卒中报告	2009-01-02	I63(缺血性卒中)
990000811	全民基本医疗保险	入院诊断	2009-01-05	I63(缺血性卒中)
990000811	全民基本医疗保险	出院诊断	2009-01-07	I61.1(出血性卒中,皮质)
990000811	疾病报告	卒中报告	2010-03-18	I61(出血性卒中)
990000811	死因登记系统	根本死因(1a)	2010-06-01	I21(心肌梗死)
990000811	全民基本医疗保险	出院诊断	2010-07-05	I10(高血压)

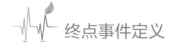

终点事件定义

ICD-10包括数千种疾病编码。根据所采集疾病结局的数量和范围,研究可提供单个ICD-10编码供研究者使用,和/或生成特定的、感兴趣的各类常见疾病终点事件,便于后续数据分析。不同分析的终点事件会有所不同,但标准化的诊断更便于灵活运用。

使用终点事件的定义来划分每个事件,就可以对每位研究对象的事件数据进行汇总(表8.5)。如果研究对象至少有一个事件符合终点事件定义,那么该研究对象就出现一个终点事件,首次出现该事件的日期就是最早发生此类事件的日期。如果研究对象没有发生终点事件,则使用他们的删失日期,可能是死亡日期、失访日期或最新的随访结束日期。实际上,这代表着可以确定研究对象没有出现终点事件的最后日期。

表8.5　将事件划分为终点事件的示例

研究对象 ID	信息来源	信息来源变量	诊断日期	ICD-10 编码	终点事件 01	02	03	04	05	06
990000811	疾病报告	卒中报告	2009-01-02	I63	√	√	×	×	×	×
990000811	全民基本医疗保险	入院诊断	2009-01-05	I63	√	√	×	×	×	×
990000811	全民基本医疗保险	出院诊断	2009-01-07	I61.1	√	√	√	×	×	×
990000811	疾病报告	卒中报告	2010-03-18	I61	√	√	√	×	√	×
990000811	死因登记系统	根本死因(1a)	2010-06-01	I21	√	×	×	√	×	×

注:终点事件定义:EP01:循环系统疾病(I00-I99);EP02:卒中(不包括后遗症)(I60-I61 或 I63-I64);EP03:脑内出血(不包括后遗症)(I61);EP04:死亡(根据死亡证);EP05:再发卒中(首次卒中诊断后至少28天);EP06:恶性肿瘤(C00-C99)。

使用这种方法进行健康数据分析的优点包括:(1)便于添加新的终点事件;(2)复杂的定义仍能得出简单的结果;(3)便于添加来自其他数据源的事件。

⑧ 质量控制与存档

衡量和记录全部研究数据的质量十分重要,包括评估数据收集的可靠性、真实性和具体背景。这可能需要收集额外的数据。

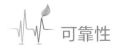

可靠性

如果重复测量能得到一致的结果,那么结论就是可靠的。因此,需要对随机样本进行重复测量以评估所收集数据的准确性。可以使用质控问卷,即从基线问卷中选取少量关键问题所形成的问卷,来评估问卷调查中回答的可靠性。在初始问卷调查完成后的较短时间内,向随机抽取的部分研究对象发放该问卷,从而对回答的可靠性进行评估。此外,可借助未来3年或5年后重复调查中的问卷调查和体格检查,评估此类测量结果的长期可靠性或个体内变异性。

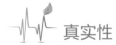 真实性

自报数据的真实性可以结合其他更可靠来源的数据进行检验。例如,配备运动手环的研究对象的数据可以在一定程度上检验自报体力活动和睡眠模式的有效性。另一个例子是,可使用原始医疗记录核对医保机构以报销为目的收集的电子健康档案,即通过检索原始医院记录核实所报告的事件,并在适当的情况下由临床医学专家对相关材料进行审查,以裁定诊断是否可靠(图8.8)。这不仅有助于验证疾病报告的准确性,还能对诊断进行详细的疾病亚型分型(见第6章)。

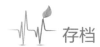 存档

对用于分析的全部数据进行存档十分必要,即使这些数据仅供组织内部使用。这包含每个数据源的数据收集方法和可用变量更详细的信息,包括用于回答原始问题和衍生问题的汇总统计数据。对于将要与外部研究者共享的数据,存档这一步骤更为重要。这样做的目的是使潜在的合作者和用户了解现有数据,并对数据的准确性和真实性充满信心。最关键的目标是利用合适的研究专用数据共享平台(如 http://www.ckbiobank.org;http://www.uk-biobank.ac.uk),将全部可用数据共享给正式注册的研究者。正在进行中的研究将定期发布以学术研究为目的的新数据,这些数据应附有发布说明,提供新增数据和原有基础上更新的数据的详细信息。

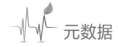 元数据

解读任何数据都需要了解其背景信息,包括变量收集的方式、时间和原因。提供给研究者的每个变量都应附有相应的元数据,包括变量在调查问卷中的具体问题、回答的可接受取值范围、所有复核和后续更改情况、缺失值的编码方式等。

❾ 数据集成平台

研究者需要的数据集应包括以下内容:(1) 最新数据;(2) 详细数据,即一旦有新的可用数据源,就立即将其纳入;(3) 可靠数据,即使用最新完善的数据链接和质控标准;(4) 静态

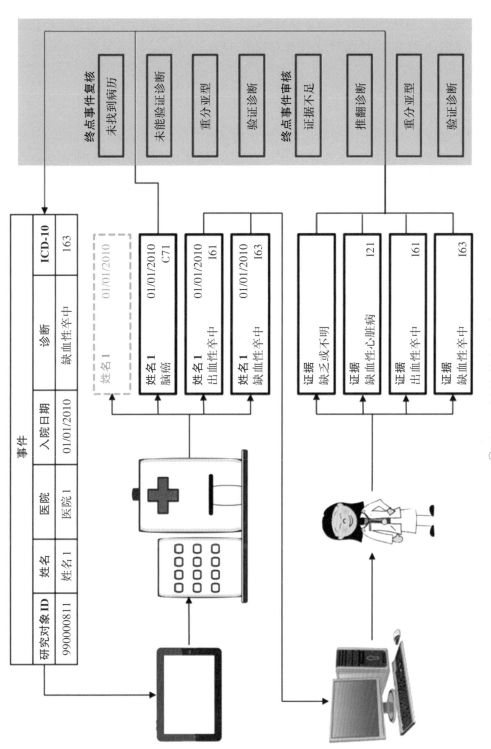

事件

研究对象 ID	姓名	医院	入院日期	诊断	ICD-10
990000811	姓名 1	医院 1	01/01/2010	缺血性卒中	I63

终点事件复核
未找到病历
未能验证诊断
重分亚型
验证诊断

终点事件审核
证据不足
推翻诊断
重分亚型
验证诊断

姓名 1
脑癌
01/01/2010
C71

姓名 1
出血性卒中
01/01/2010
I61

姓名 1
缺血性卒中
01/01/2010
I63

证据
缺乏或不明

证据
缺血性心脏病
I21

证据
出血性卒中
I61

证据
缺血性卒中
I63

图 8.8 病例复核流程示意图

161

数据,即不易发生改变的数据;(5) 可重复数据,即可被重新生成和扩展的数据,即使是在原始数据下发很久之后。满足这些要求需要一个主要由 IT 专业人员管理的设计优良的平台,能够持续地收集、处理、转换和整合多来源数据。此类平台应具备在特定日期生成和保存数据静态副本的能力(称为"快照"),并记录对应的日期。

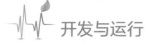 开发与运行

详细的数据管理计划是开发和运行数据集成平台的基本前提(见第8章前文)。每项研究都会有一系列既定任务,需要具有不同功能的独立数据库环境来完成(图8.9)。对这些环境的访问必须处于谨慎的监管之下。最重要的是,对任何数据的访问都要尽可能地加以限制,其中对直接访问个人信息的限制应该最为严格。

数据库软件的选择是次要的,这在第8章前文有所描述。而托管数据所需的硬件则因数据的大小和复杂程度而异,从存储空间为几 TB 的标准服务器,到存储空间以 PB 计的超级计算机设备和云端存储提供商不等(见第7章)。

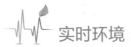 实时环境

实时环境指实时访问和更新数据的环境,只能在严格且明确限定的范围内通过应用程序访问。就 CKB 项目而言,所有操作数据的更新,如样本追踪和研究对象的长期随访(包括死因和疾病登记数据的更新),都是在这个环境中持续进行的。IT 管理团队则负责访问和管理这一环境。值得注意的是,存储于实时环境中的数据包含个人信息,因此应通过应用程序对访问权限进行严格限制,只允许职责需要的人员访问。例如,负责解决程序问题的数据库管理员可能需要访问底层数据。但通常情况下,数据收集程序的开发人员,即使是开发应用于实时环境的程序时,也应使用匿名测试数据开展工作。

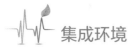 集成环境

集成环境通常用于导入、整合和链接数据源(包括实时数据),将其合并到一个数据库中。数据以不同的格式,通常是文件或文件夹的形式被收集汇总,并被提取、转换为通用格式,加载到集成环境的数据库表中。随后,工作人员会对集成环境中的数据进行清理、链接和标准化,最终为每位研究对象生成相应的结局和变量。集成环境的访问和管理由数据管理团队负责。

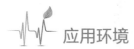 应用环境

大型人群队列研究需要开发特定的应用程序供数据管理团队使用。其中一部分可能用于管理数据质量,例如,对医院名称和疾病描述进行标准化;另一部分则用于管理数据下发,

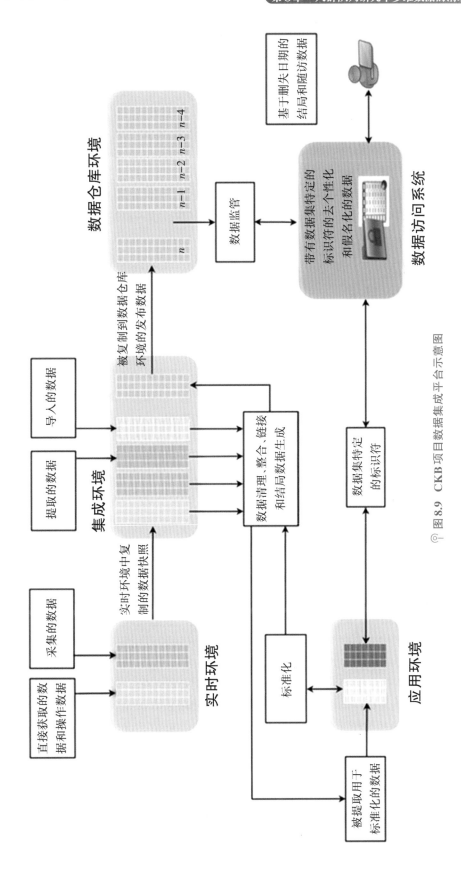

○ 图 8.9　CKB项目数据集成平台示意图

例如生成加密的研究 ID(concealed study ID, CSID)以取代研究数据集的原始 ID。这些程序托管在一个具有所有实时进程的环境中,由数据管理团队负责。

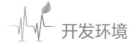 开发环境

无论何时更改数据管理的应用程序或流程,或是整合任何新来源的数据,都必须在使用前对更改或整合的结果进行充分的测试。开发环境是数据库的一个或多个副本,可用于进行以上编程和测试。由于这些任务经常涉及数据的更改,因此在理想情况下,每位开发人员都应该有自己的数据库副本,可以独立备份、还原和更新。这一环境的访问和管理由数据管理团队负责。

 数据仓库环境

数据管理团队的最终工作是定期发布可用于研究的数据库(即"快照"),通常每年发布一次。每个新快照将包括:(1) 最新的随访事件;(2) 任何其他新整合的数据;(3) 任何链接和数据质量方面的更正或改进。所有发布的快照都将被复制到数据仓库环境中,这些数据中不包含任何个人信息,以尽可能减少此类信息被不当共享的风险。数据仓库环境中的不同版本的快照都以只读状态存储,供研究和现场工作使用。对分析数据集的所有申请都将从这些快照中(通常是最新版本)获取数据。数据仓库环境的访问和管理由数据管理团队负责。

⑩ 数据监管与共享

研究者需要确保研究数据符合相应的伦理要求和法律规定。遵守相关规定对于人群队列研究的管理人员和研究对象来说同样具有重要意义。数据管理团队的一项重要职责是保证研究的完整性、保护研究对象的隐私,以及确保研究者履行伦理义务。因此,必须采取保障措施以确保研究对象数据的匿名性和保密性(Arbuckle,El Emam,2013)。

研究者必须签订法律协议,不得试图对研究对象去匿名化。提供给研究者的数据不应包含任何可确定个人身份的变量,每个数据集都将使用独立加密的研究对象 ID 进行"匿名化"处理。研究者获得数据前应该完成几个步骤,图 8.10 总结了这些步骤。

 研究者注册

所有申请数据的研究者都需要注册为该研究的正式研究人员。注册通常使用公开的网络界面进行(UK Biobank,2011)。每份申请都必须经过研究的数据委员会成员的单独审查

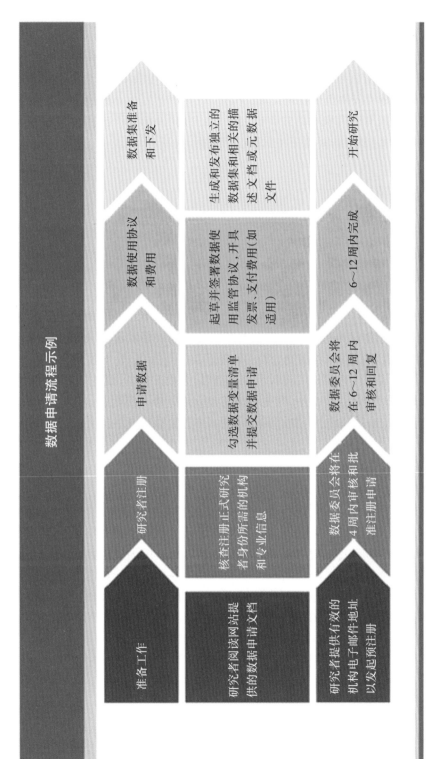

数据申请流程示例

准备工作

研究者阅读网站提供的数据申请文档

研究者提供有效的机构电子邮件地址以发起预注册

研究者注册

核查注册正式研究者身份所需的机构和专业信息

数据委员会合格在4周内审核和批准注册申请

申请数据

勾选数据变量清单并提交数据申请

数据委员会合格在6~12周内审核和批准申请

数据使用协议和费用

起草并签署数据使用监管协议,开具发票、支付费用(如适用)

6~12周内完成

数据集准备和下发

生成和发布独立的数据集和相关的描述文档或元数据文件

开始研究

⊕ 图8.10 人群队列研究中数据申请流程示意图

并获得批准。

　　研究者应是经认可的学术机构、医疗卫生机构或慈善研究组织的工作人员,并在开展健康相关研究方面具有一定经验。许多研究(如英国生物银行)也允许商业机构的研究者申请数据。研究者应通过在相关领域发表的经同行评议的论文,证明其有能力开展预期研究。他们所在的组织机构应具有正式的政策和流程,以遵守任何法律、伦理或数据保护条件,并确保数据可被安全地存储和负责任地使用。

　　一项研究可能既有研究机构的内部研究者,也有向"外部"研究者提供数据的责任。无论哪种类型的研究者,都应始终遵守注册和申请数据的流程。

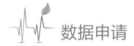

数据申请

　　在申请数据时,研究者希望能够:(1)了解哪些数据是可申请的;(2)便捷地申请数据,并快速、安全地获取数据;(3)在先前的申请中追加额外的变量;(4)更新先前的申请以获取最新数据,或继续使用旧版数据;(5)选择获取数据集的格式。数据下发系统应满足这些要求,并尽可能地实现自动化。研究者的注册一经批准,他们将收到确认消息和永久注册ID。随后,研究者可通过"数据预览"窗口查看他们可以申请的数据。该界面只能显示变量概况,而不显示研究对象个体层面的信息。研究者可使用在线表格发起申请,选择希望获取的变量和数据类别,完成填写后即可提交,此时申请记录将被保存,数据委员会也将收到通知。数据委员会成员会对所有数据申请进行审查,审查后会批准申请,或是给予研究者其他反馈信息。这些反馈有可能是直接拒绝,但更可能是建议进行修改和限制,以减少过于庞大的数据申请。申请获得批准后,研究者将收到通知,并需要签署数据使用协议来控制数据的使用。

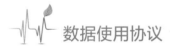

数据使用协议

　　在向研究者下发数据之前,人群队列研究依托的机构与研究者所在机构应商定并签署数据使用监管(data access governance,DAG)协议。该协议将明确规定数据使用的许可范围,且包括一项重要声明,即研究人员承诺他们仅在许可范围内使用数据,不会尝试对数据进行逆向处理或对个人信息去匿名化。

　　为了支付数据申请流程和准备对应数据集相关的成本,标准做法是公布资源的获取费用,以便告知申请者他们需要为通过审批的数据申请付费。如果研究机构的内部研究者提交数据申请,那么根据研究政策,可以跳过DAG或收费步骤。

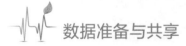

数据准备与共享

　　数据委员会正式批准申请后,数据访问系统将收到通知,并开始制作所申请的数据集。此类数据集的清理应几乎完全自动化,以保持数据集的一致性和可重复性,并避免意外泄露直接个人信息和间接个人信息。

　　所有底层数据和原始数据的访问权限都必须通过应用程序加以限制,或者只允许拥有访问数据专属权限的人员访问,如数据库管理员或数据分析师等负责管理研究数据的人员。每个待下发数据集都将使用研究者所需的选定变量和结局单独进行准备。研究者无法通过网络界面直接访问数据。

在向研究者下发数据集之前,数据集的准备工作需要经过多个阶段,因此必须制定严谨的流程来避免出现以下意外事件:(1) 提供被划分为个体可识别信息的变量;(2) 无意泄露被划分为不可识别类别,但包含个体可识别信息的变量(如家庭住址)等。制定流程用于准备研究者所需数据集时,数据管理人员须始终谨记以下两点:(1) 隐私和安全必须得到保护;(2) 保护基因组信息的隐私是一项重大挑战。当完成数据集准备,下发至研究者时,研究者将收到通知,随后可登录网络界面下载加密的所需数据集。

 研究数据集的管理

对于可发布的研究数据类型,存在法律和伦理约束。法律禁止公开直接个人信息,必须采取措施保障研究对象数据的匿名性和保密性。数据申请中绝不应包含任何可识别特定自然人的信息变量,包括姓名、住址、出生日期、电话号码、电子邮件地址、身份证号、医疗记录编号、生物识别标识(包括指纹和声纹)或正面照片。

其他变量可分为包含间接个人信息和非个人信息的变量。间接个人信息是与数据集内部或外部的其他信息结合使用时可识别特定自然人的信息。现代计算能力空前强大,对下发数据进行任何程度的匿名化都仍存在一定的风险。此外还需注意,罕见性状或异常疾病也有可能被用于间接识别研究对象。例如,身高通常不会被作为任何类型的身份标识,但对于身高极高的人而言,身高可能具有识别个体身份的作用。非个人信息指去匿名化风险极低、可以安全发布的变量。直接和间接个人信息的分类存在一定程度的主观判断,需要建立完善数据安全评估机制,防范数据使用安全风险,保证数据依法有序应用。

所有的获批数据集均应进行匿名化处理,即使是内部研究 ID 也应替换为加密、安全、数据集特定的标识符。这可防止未经授权就对任意两个获批数据集进行合并以创建超出申请范围的更大规模数据集的行为。

 获批数据集的下发

研究通常基于网络界面向研究者共享和下发数据集,该过程需要进行个人登录认证。内部研究者访问这些界面时一般需要使用安全的网络位置,外部研究者访问时则使用加密的互联网传输系统。例如,当数据集可以下载时,研究者会收到一封电子邮件,邮件中包含加密密钥的一部分;使用注册 ID 登录网络界面即可获得加密密钥的另一部分。随后可以下载加密数据集,并通过合并两部分密钥来解除加密。每个数据集都会附带一套描述数据概况的元数据文件。数据访问管理系统将记录并审核所有已处理和下发的数据集。

⑪ 小结

　　现代大型人群队列研究具有大规模、多样性、复杂性和存在多种潜在问题的特点,因此安全可靠的数据管理框架必不可少。本章介绍了在规划、设计、开发和实施这些框架的过程中所涉及的一些关键概念、原则和实际流程,其中许多流程和实例都以CKB项目为基础。该项目自2006年以来从多种来源积累了大体量、多维度的数据。组学技术的发展将使所有研究对象的全基因组测序以及针对成千上万的蛋白质和小分子进行的多组学检测成为可能。这将产生前所未有的庞大而复杂的数据集,远超那些使用传统方法收集和生成的数据。数据科学技术的进步,如机器学习和云计算,可能为管理和分析此类数据集提供更大的能力、效率、灵活度和新颖的解决方案。其方式与本章所述内容有很大区别,但仍遵循相应的基本原则。

（翻译：毋之钰、宋树摇、丁银圻；审校：裴培）

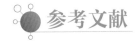 参考文献

Arbuckle L, El Emam K. Anonymizing health data -case studies and methods to get you started. Newton：O'Reilly Media；2013.

Foster EC, Godbole S. Database systems -a pragmatic approach. New York：Apress；2016.

Goldberg D. What every computer scientist should know about floating-point arithmetic. ACM Comput Surv. 1991；23(1). https://dl.acm.org/doi/pdf/10.1145/103162.103163.

Harron K, Goldstein H, Dibben C. Methodological developments in data linkage. London：Wiley；2016.

Kirkwood BR, Sterne JAC. Essential medical statistics. 2nd ed. Hoboken：Wiley-Blackwell；2003.

Molinaro A. SQL cookbook -query solutions and techniques for database developers. Newton：O'Reilly Media；2009.

UK Biobank Limited. UK Biobank：Access procedures November 2011. 2011. Available from http://www.ukbiobank.ac.uk/wp-content/uploads/2012/09/Access-Procedures-2011.pdf.

World Health Organisation International Statistical Classification of Diseases and Related Health Problems 10th Revision. 2016. Available from：https://icd.who.int/browse10/2016/en.

Ziemann M, Eren Y, El-Osta A. Gene name errors are widespread in the scientific literature. Genome Biol. 2016；17：177.